LAS MOLECULAS DE LA EMOCION Y SU IMPACTO EN LA RECUPERACION DE PACIENTES

Manual para el Abordaje Terapéutico de las Emociones en Pacientes con Patologías Psicosomáticas

Dr. Danilo Barco

NOS ESTA MATANDO EL ESTRÉS...!

Editado y Publicado por:
Clínica del Estrés Editores, Colombia

TABLA DE CONTENIDO

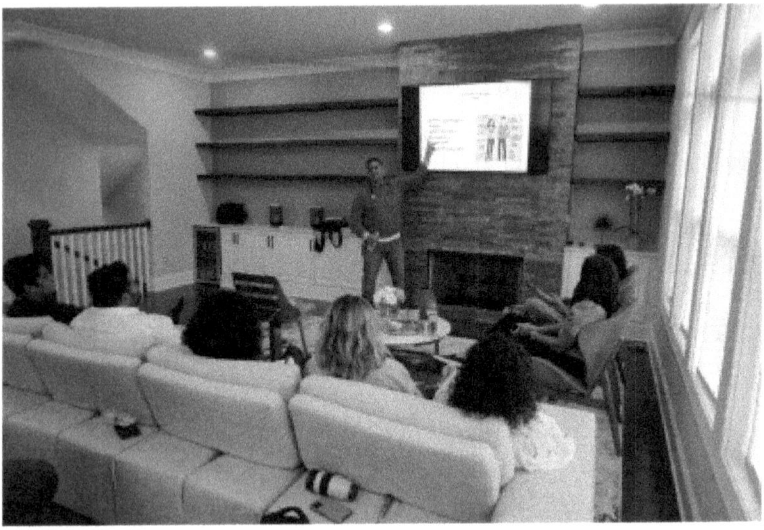

La historia de la medicina es la Historia de la lucha del hombre contra la enfermedad, es la historia del esfuerzo humano por mantener la salud.

Tiempos en los cuales grandes maestros aprendieron anatomía directamente desde el cuerpo in vivo y sin bloquear las terminales nerviosas de quienes les permitían ser sus "ratones de laboratorio".

La prehistoria con sus chamanes y la utilización de la fricción en el paleolítico para generar analgesia en la zona afectada. Mesopotamia y Egipto con la terapia de la respiración. China, palestina y la india con su primer trasplante de piel. GRECIA; País que relaciono autónomamente con el Dr. Hipócrates, quien haciendo gala a su inmensa inteligencia reunió varios conceptos en su obra; Corpus hippocraticum que le da el título de PADRE DE LA MEDICINA por su habilidad destreza e ingenio de mezclar lo anatómico (disección de animales). Lo fisiológico basado en los cuatro humores cardinales (sangre, flema, bilis amarilla y bilis negra), (el dolor se le atribuía al desequilibrio) entre estos humores. En una palabra INTEGRALIDAD.

Una verdad absoluta en la medicina (ciencia que se caracteriza por todo menos por el absolutismo) se fundamenta en esta palabra: INTEGRALIDAD, donde el médico tiene una función social que cumplir; no sólo debe conocer los aspectos epidemiológicos, clínicos y terapéuticos ni dedicarse sólo a curar individuos, sino conocer los aspectos familiares, económicos y sociales que se desequilibran con la enfermedad o que la producen.

En su último enunciado la OMS planteo la salud no como la ausencia de enfermedad, también como un bienestar general a nivel FISICO, PSIQUICO Y SOCIAL. En pocas palabras no solo se trata de dolencias físicas, también se trata de dolores en la mente en sus recuerdos en sus propios traumas, en algunos escenarios llamados: dolores del alma. Pero también se trata de enfermedades sociales de seres asociales y en algunos casos hasta antisociales. Debemos aquí recordar al gran prócer Martin L. King: "...hemos aprendido a volar como las aves a nadar como los peces pero se nos olvidó el valor de vivir como hermanos."

Se considera que los 3 grandes descubrimientos de la medicina en toda su historia han sido:

La cirugía

La antibioticoterapia

La neurogenesis

Cada una en su momento revoluciono conceptos, genero rivalidades, despertó curiosidades y ante todo generó miedo.

Es que el ser humano le tiene miedo a lo nuevo, el cuerpo calloso de su estructura cerebral le indica que no acepte lo nuevo pues neuro fisiológicamente es en lo cual debe gastar más glucosa cerebral, molécula que no abunda en esta privilegiada estructura. Lo nuevo asusta y ante un desafío nuevo, el comportamiento cerebral autómata es entrar en estado de alerta, se activan sus más antiguos métodos de supervivencia y tiene dos opciones: Luchar o Huir. Como respuesta adaptativa se aumenta la irrigación muscular, el corazón late más rápido, las paredes internas del estómago reciben menos sangre, todo proceso que tenga que ver con fabricar, metabolizar o construir, se detiene. ¡Al encontrarse en este estado de alerta tiende a agredir, sí...! Agredir para subsistir: ESTRES

Hace poco asistí a la celebración del día de la no violencia contra la mujer. Muchos la abordaron desde la crítica y el rechazo ante tan aberrante comportamiento, reflexioné a cerca de cuán intensamente procedemos de LA VIOLENCIA y como somos hijos de su ejemplo. Violencia explicada desde la supervivencia, la lucha por subsistir y garantizar la permanencia de la especie, mecanismos primitivos amigdalinos. El milagro de la vida inicia con un esperma que se violentó y ganó a los demás.

El origen de la misma es producto de una mórula que se violentó al implantarse en la capa más íntima de algún útero. Yo aprendí a caminar producto de una violencia contra mí mismo a una temprana edad, la cual me llevó a no querer seguir arrastrándome; y mis padres aplaudieron esos primeros pasos de "violencia". Esta mañana al despertar, un ser más fuerte que tú y que llevas dentro, te animó, te confrontó y hasta te desafió para que iniciaras este día...

Muchos años después de obtener profundos conocimientos científicos la salud humana es una salud anterior a la era hipocrática, anterior a la Mesopotámica y anterior a las luchas entre los medos y los persas. Tenemos mejores, modernos y avanzados métodos tecnológicos de diagnóstico y tratamientos. Tenemos mejores estructuras hospitalarias. Profesionales cada vez mejor capacitados y supra especializados. Aprendimos a luchar contra el cáncer pero no a luchar contra el temor a este. Se hacen colostomías de alto riesgo pero no sabemos cómo palear la soledad, soledad que llevó en su momento al actor Robbin Williams, a dejar una carta al lado de su cuerpo inerte antes de suicidarse; "...la peor soledad del ser humano es estar rodeado de personas y sentirse solo..."

Y es que la peor enfermedad humana es la incapacidad de trazarse un destino propio, de someter el conocimiento etiológico a pequeñas y escasas investigaciones, le ha faltado carácter al intentar imitar tratamientos, tomar polivitamínicos y asumir comportamientos de otras culturas, y la única cultura en que se ha negado radicalmente a aceptar es que sus genes se pueden cambiar, que la raza no determina per se su salud, su futuro, que el cuerpo habla y hay que escucharlo. Se ha negado a reconocer abiertamente que el cuerpo humano tiene 3 cerebros: El que está dentro de la bóveda craneana. El cerebro del corazón. El cerebro del estómago, desde el cual se sintetiza el 85% de la serotonina, hormona de la felicidad. Se ha negado a reconocer que un mal estado de ánimo, una posición permanente de agresividad y alerta disminuye la producción de leucocitos (células de defensa) aumenta el cortisol,(esteroide inmunomodulador)inhibe hipotalámicamente el sueño. Que al no perdonar no libera cantidades suficientes del gen p 53, inhibidor de tumores y este abre la puerta a la anarquía mitótica denominada: cáncer. Que al pensar solo en hacer y tener se olvidó del SER... Por ello al llegar la ausencia de salud paga las consecuencias de su inaudita falta de carácter. Pues ha permitido que sean otros personajes los que le impongan una interpretación social y ética de algunas de sus riquezas propias.

La sociedad ha asumido el pasivo, miserable y patológico papel de testigo de cómo la lógica de la sociedad industrial transforma al hombre en su esclavo, esclavo de producir y esclavo de consumir lo que se produce, de esta manera llena las paredes de sus arterias de indeseadas placas grasosas y no contento con esto las consume frenéticamente, irriga con su comercio las venas de su economía, llena sus armarios de ropas, las casas de cosas, cambiando felicidad por comodidad. Este sistema de creencias y benevolencias lleva al hombre a declarar insalubre a las factorías que producen sus comidas, que diseñan sus ropas, que construyen sus casas, que diseñan sus leyes como los verdaderos responsables de su enfermedad y los únicos que deben corregirlo. Así, un problema que compromete la crisis de la salud, enmarcada en los altos niveles de morbilidad y mortalidad se ha enfocado solo en sistemas protocolarios, se ha empecinado en atender enfermedades y no enfermos, números y no personas, haciéndose así incapaz de brindar y brindarse serenidad y felicidad.

Sociedad pérdida, que en los años 50 consideraba a una persona de 40 años de edad como un anciano. En los 60 y 70 hallaba en la obesidad un signo buena salud, buena crianza y vitalidad. Sociedad ciega que luego halló la panacea en la anorexia, la extrema delgadez y los estereotipos que le enmarcan en una persona aparentemente saludable, olvidando de esta manera que hay gran diferencia entre:

Estar sano

Parecer sano

Sentirse sano

No contentos con esto, iniciamos desde hace más de una década el culto al cuerpo, escultural por demás, VIGOREXIA en la cual se mide tu aparente realización y felicidad con cuantos kilómetros corres, cuantas libras levantas, cuan hipertrofiado tienes tal o cual musculo. Sociedad que cambió las mega casas por pequeños espacios, altamente tecnológicos donde con aplaudir se encienden las luces, se hace el café y hasta la radio se auto sintoniza en música que eleve el ánimo... no importa si amaneces solo o sola, lo importante es que te realizaste, estudiaste y hasta te volviste especialista en un área específica de tu profesión. He hallado una relación muy estrecha entre fracaso de adulto y perfección cuando eran niños....

Ya la YAMO FOBIA invadió el sistema límbico de esta sociedad estresada y sin sentido, donde hay más redes sociales pero menos sociedad, más aparatos para comunicarnos pero menos comunicación, más casas pero menos hogares, más acceso al conocimiento pero menos sabiduría vital....

NOS ESTA MATANDO EL ESTRÉS...!

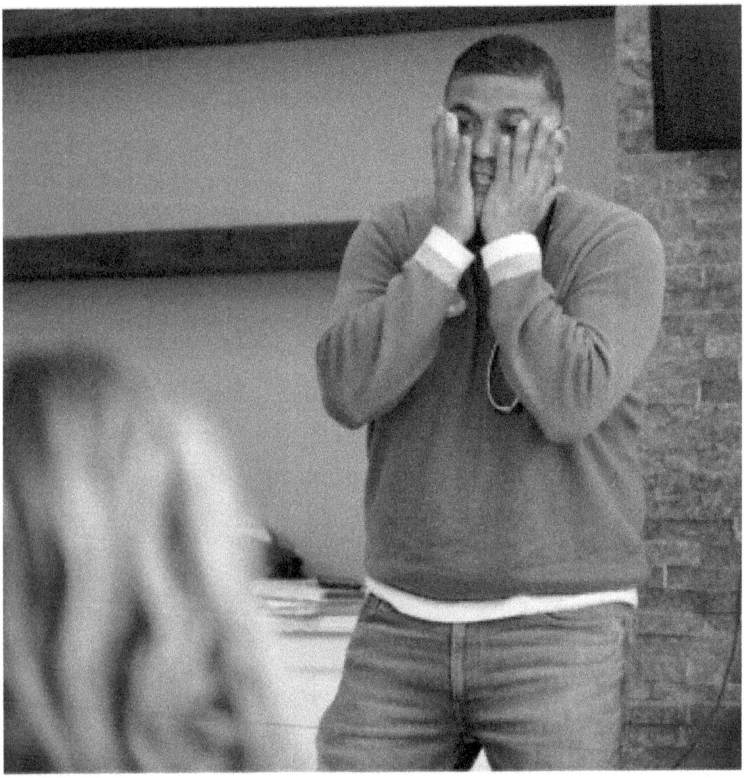

Así, cuando el humano actual piensa en un futuro siente angustia existencial, comparando sus logros (si es que los tiene) contra las historias de millonarios hasta menores en edad que él. Quedando sumido en una profunda tristeza que no le permite visualizar un futuro saludable benéfico y bendito. Y cuando trae al presente su pasado a manera de recuerdos se imposibilita, se auto lacera, se recrimina y arrepiente. ANSIEDAD; estrés por el futuro. DEPRESION; estrés por el pasado.

Una sociedad que optó por desconocer a un creador y todo lo que encierre la palabra FE. Repitiendo cada momento sus desdichas; cosas que quería que le hicieran y NO le hicieron o cosas que no quería que le hicieran y SI le hicieron. Sentimientos profundos, amargos y que generan incomodidad: RESENTIMIENTO. Desconociendo que perdonar es sanar y que como lo dijo algún sacerdote; el perdón es el perfume que expelen las flores al ser pisoteadas. La razón por la cual a los seres humanos nos cuesta tanto trabajo encontrar las causas de los males, es porque lo último que hacemos es mirar nuestro corazón. Siempre miramos el corazón del vecino para encontrar al culpable, y nos aturdimos con la presunción infinita de nuestra propia inocencia.

¿Cómo puede ser saludable una sociedad en la que todos saben que prácticamente nada cumple con el objetivo para el cual fue creado? Desde los grandes lagos con excelentes vistas pero al cual es imposible arrimarse sin un permiso oficial o bajo la incómoda superstición que un animal te cause una herida o mordedura quizá mortal. Animal que es el verdadero dueño de ese territorio, el cual fue invadido por nosotros mismos. Cómo puede ser sana un sociedad que demerita un libro por su tapa, un ser humano por su empaque, que anhela tener el teléfono más costoso así no tenga saldo , la costosa cartera hecha con cuero de algún reptil así esta no tenga billetes en sus compartimientos, médicos que no curan, hospitales que no son hospitalarios, remedios que no remedian, progenitores que no son padres, profesores que no son maestros, servicios públicos que no sirven, labios que no sonríen, sueños que no se cumplen, vidas que no se viven y que al entrar en su ocaso les lleva a arrepentirse más de lo que no hicieron que de lo que sí hicieron repitiéndose con pasmosa frialdad; me hubiera atrevido más..!!!

El ser humano se llenó de intereses particulares, objetivos, logros, cimas y metas. Le embriagó el ÉXITO y con este llegó la ola en la cual estamos: el lograr el objetivo a cambio de lo que sea, EL FIN JUSTIFICA LOS MEDIOS, ganar dinero pero perder salud. Ascender empresarialmente pero perder familia, Ser aplaudido en la calle así en casa halla hijos resentidos, parejas mal tratadas, ancianos olvidados. Sólo se conciben las relaciones personales, como un objetivo de ganar ganar basando estas en un interés particular en muchos casos inmisericorde e insubordinado.

Frases como; “el servicio engrandece, haz el bien sin mirar a quien”, le causan risa, pareciera que los únicos seres que creen en ellas, son las madres que ante el abandono de su esposo debe levantarse cada día a las 3 de la mañana, preparar alimentos, ropas y maletines para sus hijos que deben ir a estudiar, estudio con el cual ella pretende les garantice no tener una vida tan desdichada como la de ella. El aseador que limpia relucientemente un baño para descubrir que en menos de lo que pensó , deja de estar impecable y debe iniciar nuevamente su labor, el bombero que sin importar quien está adentro de una casa y arriesgando hasta su propia vida y en muchos casos hasta perdiéndola, sacan de un hogar en llamas ; mascotas niños y ancianos, el joven que a pesar de su corta edad debe introducirse en los ductos de un alcantarillado para con inalcanzable valor, garantizar el BIEN ESTAR de mucha gente

Y es que buenos y serviciales quedan muchos, pero están en vía de extinción, han sido aniquilados por otros seres quienes parecieran haber hecho un acuerdo tácito para entorpecerlos, llevándolos así a la ineficiencia social! Sociedad que llama a lo bueno malo y a lo malo bueno; donde es signo de debilidad ser amable y sonreír. Sociedad que rotula como de mala calidad a un noticiero por el simple hecho que no pasaron tantos muertos, que no pasaron violencia, sociedad que espera siempre lo malo y así ante cualquier buena noticia siempre está esperando lo malo; Negativismo.!

Pero nadie se queja, nadie se revela. Nadie sale en defensa del legítimo derecho a la salud. Nadie viene a repetirnos que fuimos creados para ser felices, como lo hizo John Lennon en la escuela básica primaria cuando le preguntaron; que quieres ser cuando grande y el músico respondió: QUIERO SER FELIZ...!!!

Se perdió la noción de vivir. Nos olvidamos que la vida es corta. Que al llegar a los 35 años de edad hemos gastado la mitad de nuestra existencia. Cada vez hay más sordomudos. Sordera espiritual y afasia del lenguaje que sale del corazón. Estado que genera mendicidad, creyendo que el amor, la aceptación, la compañía, la compasión se pueden comprar, sin recordar que las mejores cosas de la vida TIENEN VALOR PERO NO TIENEN PRECIO... hemos renunciado a la dignidad. No sólo hay méndigos en las calles;

A veces puede fallarnos la memoria, a veces puede fallarnos la responsabilidad, a veces puede fallarnos la ética: pero siempre, en el momento en que es más necesario, nos falla el carácter. Y en eso sólo demostramos que somos tan humanos como el resto, porque si de algo carecemos es de carácter.

El problema no es la desconfianza hacia los demás, el problema es cuando se llega a la peor falta de fe, la fe en uno mismo, no confiamos ni en nosotros mismos, y lo que más nos duele no es que nos hallan mentido; es ya no poder creer.. Perder la capacidad de creer en uno mismo como máxima joya de la creación, perdida del amor propio (autoestima), pésima opinión acerca de si mismo (auto concepto) y subvaloración de cómo le ven los demás (auto imagen) por eso siempre se espera lo malo, olvidando (aunque no hay estudios que así lo demuestren) que en los pensamientos hay una fuerza poderosa que mueve al universo, todo lo que vemos , en algún momento estuvo primero en la mente de alguien, recuerdo al sabio Salomón quien planteó; "...como son los pensamientos del hombre así es el..."

Pero ¿somos culpables de no tener carácter? ¿Y en qué se revela que carecemos de él? En primer lugar, cuando algo ha llegado a ser tan propio, ya es preciso asumirlo como un destino, y frente a esto sólo es posible o afrontarlo o cambiarlo. No nos podemos refugiar en el pretexto de que no somos los causantes de nuestros males, de que somos hijos de la historia. Si somos hijos de la historia, la historia ha enseñado que puede dar vuelcos súbitos movida por la voluntad innata de cambiar. Pero ¿para qué cambiar? Allí es donde es necesario desnudar el peligro de la falta de carácter

Por ejemplo, el médico que sin una anamnesis clara le administra penicilina a un paciente, obviando que este es alérgico a tan potente antibiótico. Si tiene carácter será capaz de afrontar la responsabilidad de su error, dará la alarma, dirá: "Me he equivocado, asumo mi falta, pero hagamos algo, no permitamos que esta persona se muera". Si no tiene carácter, procurará impedir que los otros se enteren del error, y con ello producirá una cadena de hechos horribles. Las dos palabras más difíciles de pronunciar son:

ME Equivoqué

A esta altura estoy pensando; ¿No tenemos entonces ninguna virtud? Si! Y muchas. Pero la verdad es que sólo sabemos qué tenemos cuando somos exigidos al máximo, como diría el pensador; "...solo te darás cuenta cuan fuerte eres, cuando tu única opción sea ser fuerte..."

Y esto solo se da a partir de aceptar los defectos. El adicto solo se recupera cuando reconoce su adicción. Un gran defecto es el aparentar al mejor estilo del payaso, se termina riendo por no llorar, como lo mencionó el médico Garrick ; "...porque a los seres que el dolor devora la cara ríe mientras el alma llora..."

Está enferma la persona que no duerme por conseguir lo que quiere tener y cuando llega a tener tampoco puede dormir por cuidar lo que tiene, en una palabra ; no disfrutar y así se devora a sí mismo mientras se pregunta por qué, si todos soñamos la felicidad y la prosperidad, todos nos vemos hundidos en la incertidumbre y ahogados por el mal. Entonces nos agitamos señalando el mal fuera de nosotros, en la falta de valores de los demás, en una satánica conspiración de malvados, porque no somos capaces de mirar nuestro corazón.

Cada vez me convenzo que la vida del ser humano se asemeja a la imagen del iceberg en el polo norte; lo que se ve es una ínfima parte de lo que no se ve. Donde lo verdadero está escondido. Como lo planteó el poeta;

"...muertos no son los que en paz descansan en la tumba fría, muertos son los que tienen muerta el alma y caminan todavía..."

Sí, la peor enfermedad contemporánea es la incapacidad de reaccionar, la pérdida de la confianza, la pérdida de la esperanza, la abrumadora falta de carácter que hace que hayamos cometido el error de llegar a la sociedad que tenemos y en vez de reconocerlo cerremos los ojos, negándonos a la difícil pero prometedora transformación que nos está exigiendo la historia. Sólo cuando nos convenzamos que la salud se da si nos dejáramos de imposturas, de simulaciones y de exclusiones; sólo cuando el enfermo abatido y desconfiado se llene de apasionada intensidad por vivir y cambie la frase de no me quiero morir por un quiero vivir, .la fecunda magia de la vida, la esperanza y la alegría redundará en ese corazón. Dejando así que lo mejor que somos aflore en su rostro; que no se mueran esa nobleza, esa hospitalidad, esa familiaridad que siempre caracterizaron a nuestros pueblos campesinos, indígenas, raizales y afros...

Esa es la solución; volver a hacernos, rehacernos, nacer de nuevo, reingeniería, reinventarnos..! Conocí un pueblo donde la mitad de sus habitantes tomaban productos para poder dormir y la otra mitad ingerían líquidos para estar despiertos

En ocasiones es menos costoso tumbar la casa y hacerla de nuevo que dejarla en pie y remendar. Algunas veces la naturaleza genera terremotos para alinear sus capas tectónicas. Algunas personas necesitamos terremotos en el alma para querer al mejor estilo de san pedro; nacer de nuevo...!

Los medicamentos que necesitamos con mayor urgencia son: Diferenciol: asumir la diferencia como una riqueza,

Relacionapril: aprender a relacionarnos con los demás sin exigirles que se acoplen a lo que somos o que asuman nuestra verdad.

Con sus lenguas distintas, con sus culturas, con sus indumentarias, con sus dioses y, si se quiere, con sus prejuicios. De reconocerse en el otro porque el otro es siempre distinto, no es el hermano, ni el miembro de la etnia, ni el miembro de la tribu, ni el correligionario, ni el miembro de la misma clase social, ni del mismo partido. La diversidad de la que depende la vida misma. Para gustos los colores!

Reconocer que todo sucede para algo, que en este contexto todo tiene un propósito de ser. Que lo importante en si no es lo que me pasa sino la interpretación que le doy a eso que me pasa.

Si quieres tener una envidiable salud tendrás que luchar contra tu propio corazón para lograr ser un poco más generoso, un poco más tolerante, un poco más amistoso, un poco más hospitalario. Si no lo hacemos, seguiremos siendo la melancólica generación donde ser inteligente consiste en ser capaz de engañar al otro; donde ser noble es ser idiota, donde diferir de los otros es despertar el odio y de la exclusión.

Bastaría una sola cosa para que cambiemos hasta lo inimaginable. Para que logremos el anhelado ideal. La salud en toda su expresión.

Esa es tal vez la única medicina que necesita tu vida.

Relajarte, disfrutar y vivir: cero estrés.!!!

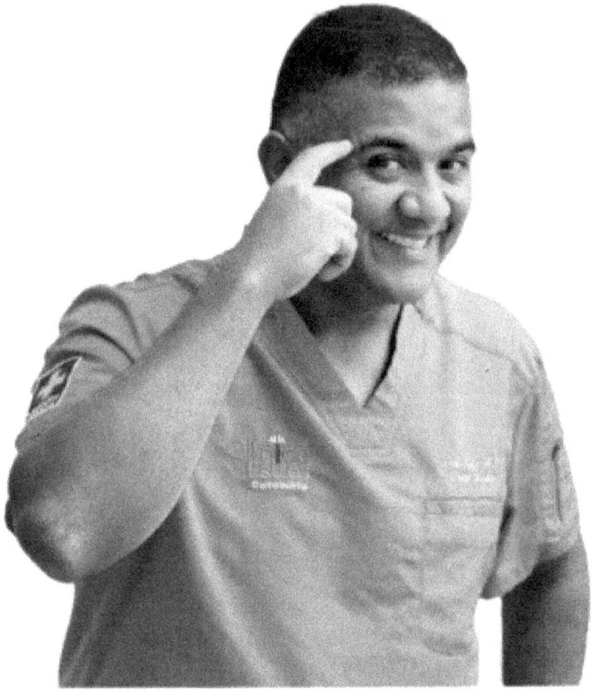

CAPITULO 1: EDMUNDO SOLO QUIERE SER FELIZ.!!

A Edmundo le acaban de diagnosticar una penosa enfermedad que para su edad y para su género podría configurarse como mortal:

Disfunción eréctil

Tiene 38 años, una vida sexual activa salpicada por algunos chispazos de promiscuidad e infidelidad.

Nuestro héroe tiene la vida soñada, una mujer, 4 hijos....con la misma pero en diferente mujer (en la penúltima hoja, renglón 3 párrafo 57 explico el termino), una profesión, un trabajo en una multinacional... dirige y motiva...

Bueno la verdad es que a veces casi siempre desmotiva a sus colaboradores a quienes él llama empleados...

Edmundo por cosas de la vida e influencia de sus bufones amigos suspendió el medicamento anti hipertensivo que un médico internista después de estudiar 10 años le prescribió... receta que en unos segundos de risas y después de 4 cervezas tomo la decisión de no seguir consumiendo.

Cuando Edmundo llega a mi consulta, la calculo 48 a 50 años de edad...

Error..!!!

Hubiera sido una mujer la victima de esta equivocación, creo que no habría regresado a mi consulta, es mas pienso con la serenidad que me genera que haya sido un hombre, que no estaría escribiendo estas letras...

Nunca se le calcula la edad a una mujer...

Mi secretaria, mi consultorio mi camilla mi fonendoscopio y mi alter ego lo hemos comprobado..

Ahhh y si se le calcula:

Réstele 10, súmele una vigorizante frase: "pero yo esperaba ver a una señora..ud es una jovencita..una muchachita".. notara ud después de 30 a 40 segundos la perfusión exacerbada de los capilares de sus mejillas y su cara y una frase inequívoca:

"Ayy doctor ud tampoco se ve tan mal...."

Volvamos a mi paciente:

Tenia solo 38... yo le añadí 10 mas...bueno yo no, el infierno que llevaba dentro y le hacía sentir miserable , infeliz, acabado y sin ganas de vivir un minuto mas

"vea doctor, yo fui criado en un hogar muy pobre, en un sector de estrato 1 en mi país de nacimiento"

Mi papa me reconoció como hijo cuando yo tenía 9 años...yo me crie odiando a ese señor...

Pasamos muchas necesidades..siempre quise estudiar para ser alguien en la vida, comprarme un vehículo del año, vestir bien y comprarle una buena casa a mi mama...

Cuando termine mi educación secundaria, con mucho esfuerzo entre a la universidad, trabajaba como mensajero de una tienda de abarrotes.

Con mucho esfuerzo termine y como pude cumplí con los requisitos para graduarme

Creí que iba ser feliz cuando fuera grande

Luego Creí que iba ser feliz cuando me graduara

Creí que iba ser feliz cuando le comprara una casa a mi mama

Creí que iba ser feliz cuando tuviera un hogar y unos hijos

Nació mi primer hijo y recién nacido descubrí que ese pequeño ser era un nuevo despertar:

Un nuevo despertar a las 2 de la mañana a las 3 y a las 4 de la mañana

A las 2 horas y tercer párrafo de terminar la consulta, entendí el mensaje...

He tenido todo eso y no soy feliz Dr.

Mi mujer esta que me deja, mi madre ya murió mis hijos no me respetan y yo...

Yo no soy feliz

Ud se sabe el poema de garrick doctor?

Acto seguido disimuladamente dije: un poco..pero dime que sabes tú del poema (respuesta típica de galeno cuando no desea aceptar su ausencia de conocimiento...ignorancia que llaman en algunos países)

Puesto de pie, con la mirada perdida al horizonte y asumiendo unas pose churchiliana en Stanford dijo a viva voz:

En un eterno spleen muriendo vivo Y es mi única pasión la de la muerte"

"viajad y os distraeréis "¡Tanto he viajado¡" "las lecturas buscad "¡. "tanto he leído .." "que os amena mujer ". "si soy amado" "un titulo adquirid ". "noble he nacido"

"¿Pobre seréis acaso"¿. Tengo riquezas "De lisonjas gustáis ¿". "¡Tantas escucho"¡ "que tenéis por familia¿". "mis tristezas "¿Vas a los cementerios ¿". " mucho,mucho"

"¿De vuestra vida actual tenéis testigos¿" "¡Si¡ Mas no dejo que me impongan yugos Yo le llamo a los muertos mis amigos Y le llamo a los vivos mis verdugos"

"me deja "agrego el médico "perplejo Vuestro mal, y no debo acobardaros Tomad hoy por receta este consejo ¡Solo viendo a Garrick podéis curaros,"¡

¿A Garrick¿". ". Si a Garrick, la más remisa Y austera sociedad lo busca ansiosa Todo aquel que lo ve muere de risa ¡ ¡Tiene una gracia artística asombrosa"

Viendo a Garrick, actor de la Inglaterra El pueblo al aplaudirle le decía

"eres el más grandioso de la tierra ,y el más feliz " El cómico ... Reía ..

Víctima de su spleen los altos lores En las noches más negras y pesadas Ivan a ver al rey de los actores

Y cambiaban su spleen en carcajadas

Una vez ante un medico famoso Llegose un hombre de mirar sombrío "sufro" le dijo "de un mal tan espantoso Como esta palidez del rostro mío"

"Nada me causa encanto ni atractivo No me importa mi nombre ni mi suerte

"y..¿A mí me hará reír ¿ ..". Ah,¡Si¡. Os lo juro

El, si, nadie más que el .....¿Mas. ¿Que os inquieta¿ "así "dijo el enfermo "no me curo..

¡Yo soy Garrick ¡Cambiadme la receta¡

Cuantos hay que cansados de la vida Enfermos de pesar ,muertos de tedio Hacen reír como el actor suicida Sin encontrar para su mal remedio

¡Ay¡. Cuantas veces al reír se llora ¡Nadie en lo alegre de la risa fié

Porque en los seres que el dolor devora El alma llora cuando el rostro ríe

Si se muere la fe ,si huye la calma Si solo abrojos nuestra planta pisa Lanza a la faz del alma

Un relámpago triste ¡La sonrisa¡

El carnaval del mundo engaña tanto Que las vidas son breves mascaradas Aquí aprendemos a reír con llanto Y también a llorar con carcajadas

Este poema fue escrito por : Juan de Dios Peza México (1852-1910)

Lo declamo completo...!!!

No olvido ni una coma, ni salto una pausa

Ante esta situación quise citar a su esposa, con la descripción hecha por su compañero de vida y de luchas, esperaba a una mujer tosca, violenta y que en cualquier momento podría regañarme:

Cuidado con lo de la edad... me repetía continuamente mi área cerebral encargada de mi subsistencia y supervivencia

Su esposa estaba muy cansada pues este héroe, nunca tenía tiempo para su familia, para sus hijos ni para ella

Siempre respondía con un grito

Y es que mi paciente se había coinvertido en una perdona TOXICA

7. Son excelentes estrategas, pacientes y constantes hasta que consiguen sus objetivos, pero poco creativos.

8. Les gusta sembrar la duda sobre las cualidades y las competencias de los demás para descalificarlos y eliminar su autoestima.

9. Esconden una incoherencia entre su discurso y su comportamiento: por un lado se llena la boca con propuestas altruistas, mientras que luego actúan sólo en base a su interés personal.

10. Los tabúes morales no existen para los "buenos intoxicadores", puesto que conciben a los demás no como una persona digna de respeto o compasión, sino sólo como un objeto más o menos útil.

CAPITULO 2: LA SALUD Y LAS EMOCIONES

Edmundo tenia de todo, menos inteligencia emocional:

DECALOGO DEL TOXICO

1. Los tóxicos tienen una gran capacidad psicológica, adivinan los temores y fantasmas de sus presas para saber cómo seducir a sus víctimas. Primero nos hacen creer que, con ellos, todo es posible, para luego manipularnos a su antojo. Como buenos manipuladores que son, saben adaptar su comportamiento, pero también sus principios y valores, en función de sus víctimas.

2. Saben darle la vuelta a una situación con mucha habilidad, llegando a presentarse como víctimas cuando en realidad son verdugos. Se trata de una falsa victimización, con el objetivo de seducir y limpiar el terreno para servirse de los demás cuando lo necesiten.

3. Son expertos en deformar la realidad mediante las mentiras parciales y el juego del doble lenguaje, puesto que controlar el discurso es una forma de controlar el pensamiento. Pueden mezclar insultos y halagos amables en la misma frase sin apenas inmutarse.

4. Son como depredadores, vampiros que no respetan la autonomía de los demás y les imponen sus propios criterios. Si al estar con ellos, una y otra vez nos sentimos cansados mentalmente, entonces debemos tomar nota porque es una alarma de que estamos siendo intoxicados.

5. No tienen principios o estos varían en función de sus objetivos o contexto y tratan de que los demás se alejen de su particular escala de valores.

6. Son impermeables a la culpabilidad y logran que seamos nosotros quienes nos sintamos mal.

2. Ver las situaciones como un desafío

Si somos capaces de reconocer las emociones negativas en nosotros mismos y de ver

las situaciones difíciles como un reto —centrándonos en las emociones positivas y perseverando— lo más probable es que tengamos una alta IE.

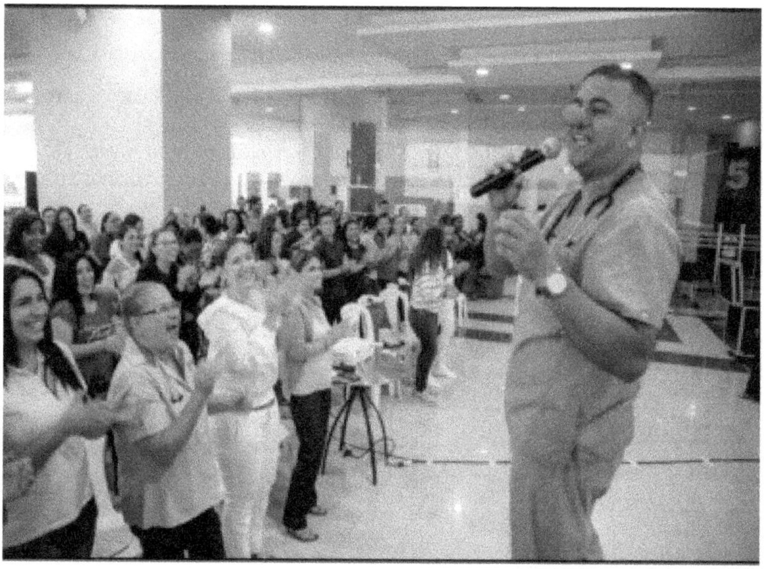

La Inteligencia Emocional (IE) puede significar la diferencia entre comportarse de una manera socialmente aceptable y estar fuera de lugar en una situación social determinada.

Es decir, puede marcar la diferencia entre un buen o un mal funcionamiento social. Aunque la mayoría de la gente habrá oído hablar de la IE, pocos saben cómo detectarla, ni en sí mismos ni en los demás.

Esencialmente, la inteligencia emocional es la capacidad de percibir, expresar, comprender y gestionar las emociones. Y es importante porque cuanto más comprendamos estos aspectos de nosotros mismos, mejor serán nuestra salud mental y nuestro desarrollo social.

Puede que usted crea ser una de esas personas capaces de desarrollar estas cualidades sin tener conciencia de ello. O puede que usted ya sepa, o aún no, que necesita desarrollar estas destrezas. 1. Pensar en sus reacciones

Ante determinadas circunstancias, como por ejemplo una discrepancia que termina en una discusión, la IE puede marcar la diferencia entre distintas reacciones: la buena sería tratar de no tomárselo como algo personal, y la mala sería dejarse llevar por el enfado y terminar faltando el respeto a su interlocutor.

Efectivamente, las emociones pueden contener información útil para el funcionamiento personal y social, pero a veces estas emociones también pueden abrumarnos y hacernos actuar de maneras que después lamentamos.

Las personas que carecen de inteligencia emocional raramente suelen pensar bien en situaciones como la descrita, y son más propensas a reaccionar sin darse el tiempo necesario para sopesar los pros y los contras de cómo afrontar esa situación.

Las personas menos capacitadas para regular sus sentimientos negativos también son más propensas a tener dificultades para funcionar socialmente, lo cual puede exacerbar los sentimientos depresivos.

Las personas con depresión severa han demostrado tener dificultades para comprender y manejar sus emociones.

Por un momento, imagínese que su puesto de trabajo peligra; pues bien, ante esta incertidumbre laboral, una persona emocionalmente inteligente puede percibir un incremento de su ansiedad y dejar de preocuparse y empezar a ocuparse de esta situación (fíjense que basta quitar el prefijo "pre" para empezar a lidiar con la ansiedad mentalmente); en este caso, su IE le ayudaría a regular su ansiedad y a tratar de superar este desafío.

Sin embargo, si tuviese escasa IE, ante esta misma situación podría empezar a rumiar sobre su incertidumbre laboral, comenzando una espiral de desesperanza, constante preocupación hasta caer en una depresión.

3. Modificar sus emociones

Por supuesto, hay momentos en que las emociones pueden quitarnos lo mejor de nosotros mismos, pero si es una persona emocionalmente inteligente es probable que cuando esto suceda tenga las habilidades necesarias para controlarse.

Las personas con depresión severa han demostrado tener dificultades para comprender y manejar sus emociones. La investigación también muestra que hay más síntomas depresivos en personas con menor IE, aunque no estén clínicamente deprimidas.

Las personas emocionalmente inteligentes saben que necesitan regular el nivel de activación de sus emociones

Por ejemplo, en el caso anterior de la ansiedad ante la incertidumbre laboral, mientras que un nivel moderadamente bajo de ansiedad puede mejorar el desempeño cognitivo, aumentando la concentración y la motivación para afrontar esa situación, un nivel muy bajo de ansiedad no ayudaría a motivarse y un elevado nivel de ansiedad nos dificultaría mantenernos concentrados por la constante preocupación.

Conocer el valor adaptativo de los niveles moderados y bajos de ansiedad para afrontar los desafíos de la vida puede ser útil. Así que, si puede modificar su ansiedad, llevándola a niveles moderados, sabrá que tiene más posibilidades de lidiar con la situación que le generó incertidumbre.

Las personas emocionalmente inteligentes saben que necesitan regular el nivel de activación de sus emociones de forma apropiada. Por esta razón, se ha evidenciado que una adecuada IE está relacionada con niveles más bajos de ansiedad.

4. Ponerse en el lugar del otro

Si usted es capaz de extender estas habilidades más allá de su propio funcionamiento personal, entonces esa es otra señal de que tiene altos niveles de inteligencia emocional.

La IE puede ser particularmente importante en puestos que requieren de un intenso "trabajo emocional", como la atención al cliente, un desempeño profesional en el que los trabajadores deben gestionar sus emociones y las de los clientes de acuerdo con las normas de la empresa. Aunque, en ocasiones un cliente decepcionado les esté gritando.

Si descubriste que la tuya es baja, no te preocupes, la IE es una competencia cognitiva que se puede mejorar.

Por esta razón, el entrenamiento en inteligencia emocional en el puesto de trabajo es ahora algo habitual.

El entrenamiento en IE más efectivo se centra en la gestión y en la expresión de las emociones, las cuales están directamente vinculadas a un buen desempeño laboral y a una mejora de la comunicación con clientes y compañeros de trabajo.

También merece la pena señalar que la IE es una competencia cognitiva que puede mejorar a lo largo del ciclo vital.

Así que si cree que no tiene ninguna de estas cuatro capacidades, no tema, porque todavía está a tiempo de trabajar y desarrollar su inteligencia emocional.

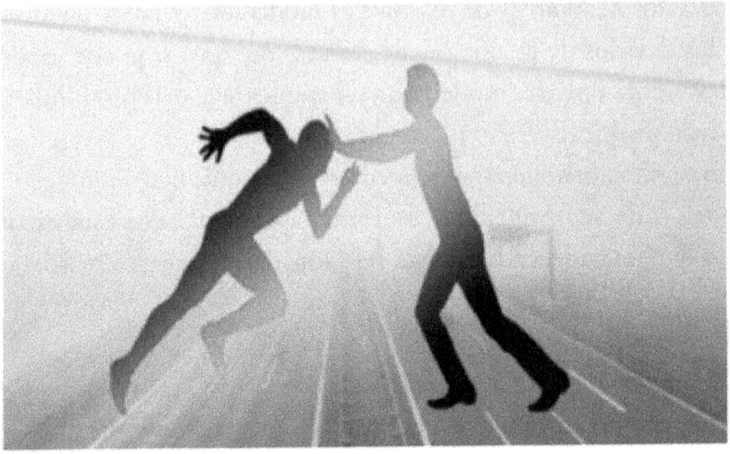

CAPITULO 3: NO QUIERO QUE PIENSES COMO YO..SOLO QUIERO QUE PIENSES

El mayor desafío que tenemos los terapeutas:

Médicos

Trabajadores de salud mental

Enfermeros

Acompañantes

Cuidadores

Qué pasa cuando no cuido esas cosas:

Porque no sabemos que pueden ser cuidadas, se afecta:

Salud

Prosperidad

Relaciones humanas

Bienestar

Felicidad

Y en si todo aquel que tenga relación con un paciente, es disminuir la DESCONCENTRACION del ser humano.

Se han hecho estudios que han demostrado la abrumadora cifra de que El 46% del tiempo estamos constantemente distraídos!!!

Imagínate 46% conduciendo, hablando, operando, piloteando un avión...

La distracción es el gran desafío de este mundo. El déficit de atención..!!

APRENDER A FOCALIZAR LA MENTE

Lo prioritario es Conseguir que le mente se calme

Solo así se podrá ver la realidad más allá de la apariencia,

Callar y aquietar la mente, y enseñarla a mirar más allá de lo invisible.

Alejamiento de la propia esencia

Muchos sufrimientos se experimentan por alejarnos de la espiritualidad,

Espiritualidad es capacidad de encontramos con mi mismo con los otros con la naturaleza

El paciente enfermo en muchos casos ha perdido esa referencia y la ciencia no va en contra de ella

Pensar que Mi amor por mi familia y por mis amigos se puede explicar exclusivamente por movimientos de neurotransmisores no digo que es falso..pero es incompleto

Clarooo que Núcleo acumbes segrega serie de sustancias. Claro que el Pálido ventral liberan neurotransmisores

Pero hay más cosas que pasan: Cuando hablo con trigo no hablo con una maquina

Estoy hablando con un ser que es sagrado.

Cuando me acerco a la naturaleza no estoy frente a un objeto masivo que puedo usar a mi capricho. Estoy ante algo sagrado y por tanto debo tratarlo con afecto

Al tratar la naturaleza hablo con algo sagrado

No es abrazar un credo un dogma..!!!

Podemos vivir la vida con un sentido de la trascendencia. No solo encerrados en mi pequeño yo.

Para quitar ese velo, esa brecha necesitamos superpoderes:

1. INSPIRACION: Es el combustible para el vehículo. Debo buscar a diario algo que me Estremece las entrañas.

Un proyecto tan apasionante, tan ilusionante, tan trascendental, tan motivador que digo: Esto lo quiero en mi vida.

Si no hay motivación no puede haber fuerza. Tener un qué y un porqué que, que a mí me conmueva. Hoy se sabe que tenemos 3 Cerebros.. Intuiciones, enfermedades degenerativas desde el tubo digestivo. Acercarse a quien te inspire no quien te quite energía. Quién me de energía! No dejarías que te echen basura en la sala

2. ESTRATEGIA: Si no la hay salgo como una moto con el acelerador a fondo pero sin timonel. Debemos encaudar al paciente..! vivimos en un mundo que va a toda velocidad, simulandom un avión que viaja a mas de 800 millas por hora con el cielo despejado, pero sin gps.

3. ENTRENAMIENTO: Quien no se entrene y no desarrolla disciplina ni tiene en cuenta el esfuerzo y la dedicación está perdido.! Lo que vemos hacer a alguien en minutos lleva horas días años haciéndose. Por eso es tan doloroso que ud haga el almuerzo y no le digan GRACIAS..

Si no hay inspiración..No hay nada...

ESOS SON LOS 3 SUPERPODERES:

Tiene dimensiones

FISICA: Están en el encéfalo humano. Sistema límbico, en esos núcleos existen haces nerviosos donde está el afecto humano. Esta menos desarrollado en los reptiles, no es que no lo tengan.

De ahí sale las ganas la pasión el compromiso la fiebre positiva que me pone en marcha.

Pero necesito una estructura encefálica que pueda canalizar esa energía. Para no desalentarme

Son las Áreas prefrontales y área premotora. Esa áreas son expertas en la capacidad de

Aprender

Imaginar

Negociar

Recordar

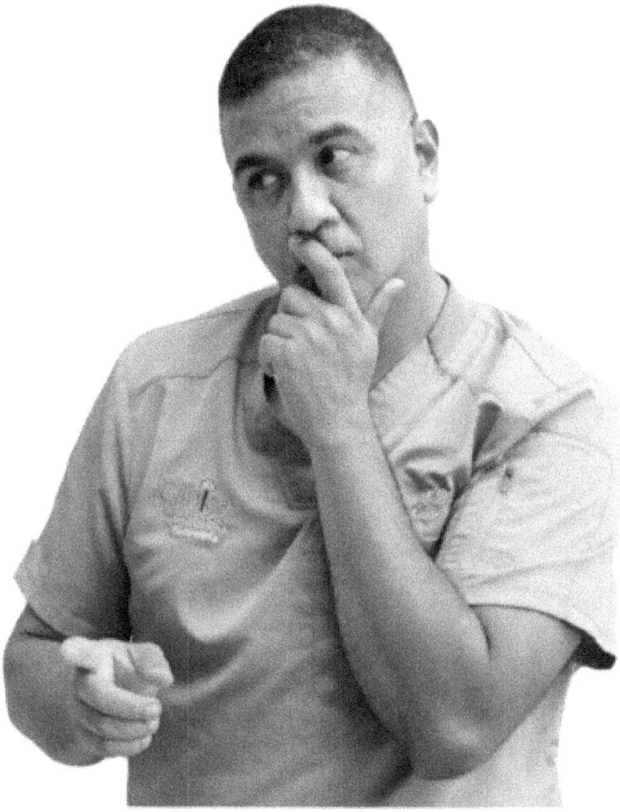

Luego está el poder de las manos; esta en el tronco del encéfalo, es la estructura más vital

Ahí hay dos columnas que parecen una red :

Sustancia reticular que recorre todo el tronco del encéfalo, hay dos

El sistema reticular activador ascendente que cuando yo estoy inspirado por una posibilidad , cuando tengo una estrategia para lograrlo pero no sé dónde empezar a hacerlo, esta parte empieza a activar el encéfalo y como una linterna busca oportunidades

Esto lo tenemos todos a niveles inimaginables.

La incapacidad para aprender algo, cuando tenía una inspiración tremenda una estrategia fuerte y cuando creo que puedo aunque parezca que no...

La inspiración del límbico

La estrategia de lo prefrontal

Y la cognición de esas manos de ver dónde puedo actuar

Hay que poner a trabajar el cerebro de otra manera:

Cuando espera lo malo pues el reticular lo busca

Todos tenemos más de 100 mil millones de neuronas, las neuronas de prukinge del cerebelo jueguen como un equipo y así consigo que el torpe pase a extraordinario

Así hago que el que no tenía recursos aparezca como con recursos.

CEREBRO TRÚNICO

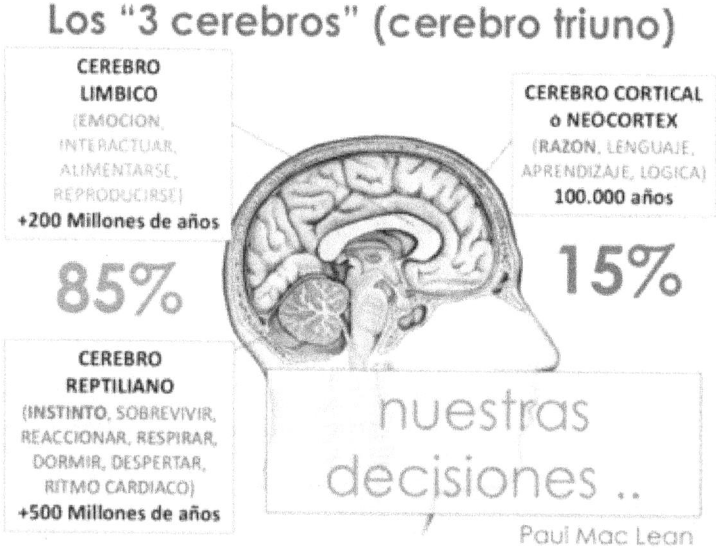

"Por su inteligencia el hombre puede tener el Universo por hogar o como enigma" Paul MacLean brillante psicólogo del Laboratory for Brain Evolution and Behaviour at the National Institute for Mental Health, investigando sobre la evolución del cerebro humano y su desarrollo fetal, propone la teoría del cerebro triúnico que define al cerebro como una estructura formada por tres capas diferentes anatómica y funcionalmente, de los que emergen conductas específicas. Estos tres cerebros se integran y superponen, así como las conductas que generan, y son los responsables de la conducta humana. MacLean propuso que en nuestro cráneo anida no un cerebro, sino tres, cada uno representando un estrato evolutivo distinto construido encima de la capa más antigua, como estratos arqueológicos de una vieja ciudad. Tres partes de origen evolutivo secuencial. "Tres computadoras biológicas interconectadas, cada una con su particular inteligencia, con su subjetividad diferente, con su noción diferente de la trama espacio-temporal y su propia memoria." En términos diarios, hablamos de estos cerebros como partes de nosostros mismos, como la ' mente ', el ' corazón ', y ' cuerpo '. El cerebro reptiliano, el ' cuerpo ' (o el ' hara ' en japonés) se experimenta en el vientre más bajo, y nos da un sentido de la hora y de defensa de nuestros espacios o territorios, nuestra capacidad sexual, nuestras urgencias existenciales y actuales. El "corazón "es el sistema límbico, históricamente se ha percibido en el pecho, se lo relaciona con el músculo cardíaco, aún en la literatura y la cultura popular. La "mente", o el neocortex, es la parte de nosotros mismos que nos identifica como quiénes somos: se percibe en la conciencia. Cada uno de los tres cerebros está conectado con los otros dos, y aunque evolutivamente el más nuevo y complejo, el neocórtex, recubre a los anteriores, no siempre es el que domina las motivaciones o conductas provenientes de los otros dos cerebros, más arcaicos y primitivos. El sistema límbico, regulador de las emociones, puede muchas veces dominar todas las funciones mentales superiores. Un elemento clave en este modelo, pues, es el trauma, que, recordado u olvidado conduce la mayoría de nuestro comportamiento y vida emocional. Los eventos traumáticos son, en la mayoría de las ocasiones, inesperados e incontrolables y golpean de manera intensa la sensación de seguridad y auto-confianza del individuo provocando intensas reacciones de vulnerabilidad y temor hacia el entorno. Accidentes, desastres naturales, inesperada muerte de familiares, asaltos, violaciones, abusos, torturas, experiencias de guerra, fracaso escolar, etc., afectan al psiquismo determinando actitudes defensivas o de huída, de enfrentamiento o negación, construyendo la historia personal de cada uno. El momento en que ocurra el evento causante del trauma determinará el nivel cerebral que se verá afectado, así como la profundidad del mismo, sobre todo en los momentos críticos del desarrollo cerebral. La urgencia de una reconciliación entre la inteligencia racional y la emocional del hombre, entre sus necesidades materiales y su búsqueda de proyectarse, es el desafío que debe asumir el hombre de nuestro tiempo que ya está padeciendo lo que el Dr. Edwald Bohm ha calificado como "neurosis de decapitación". Hay una exacerbación, una hipertrofia del pensamiento, una"neurosis de decapitación padecida por aquellas personas que lo discuten todo, pero no viven nada. No se dan cuenta de que lo están triturando todo a fuerza de razonarlo, porque tienen miedo de vivirlo. Los efectos de esta sobrevalorización que dan rienda suelta a las motivaciones provenientes de nuestros cerebros arcaicos, son: • por un lado la promoción de la violencia que azota a nuestro mundo: atentados, raptos, terrorismo, francotiradores-cazadores de inocentes-presas, que manifiestan de forma trasparente las necesidades del reptil: ataque, lucha por el territorio, ambición de poder, materialismo. Nunca mejor aplicado, el hombre lobo del hombre.

• Por el otro: la exacerbación de todo lo instintivo sexual, lo hedónico, como única alternativa de la existencia, como motivación permanente del consumir, del poseer, del disfrutar sin consecuencias, sin responsabilidad, sin proyección. Este hombre actual ha instalado la primacía del reptil.

CAPA SOBRE CAPA

La naturaleza raras veces crea algo completamente nuevo, siempre construye sobre algo existente. Cuando surge una estructura cerebral, lo hace sobre otra ya existente, perfeccionándola y dándole mayor grado de libertad. Va desde el automatismo hacia la independencia. Rita Carter afirma que el cerebro humano se origina en un proceso que comenzó cuando, hacen millones de años, se desarrolló en los peces un tubo que relacionaba como centro de control a los nervios, y que era sólo una prominencia en la parte superior de la espina dorsal. Con el tiempo esos nervios se especializaron en módulos y , junto con el cerebelo que regulaba el movimiento, constituyeron el cerebro mecánico del reptil. Después se desarrollaron otros módulos: el tálamo, que permite que la vista, el olfato y el oído operen en conjunto, la amígdala y el hipocampo, que generaron un sistema primitivo de memoria, y el hipotálamo, que permitió reaccionar a un espectro de estímulos más amplio. Así se formó el cerebro del mamífero. Finalmente, durante la evolución de los mamíferos, los módulos de los sentidos promovieron el desarrollo de una tela de células cuya disposición permitió formar entre ellas muchas conexiones neuronales aumentando el tamaño a medida que evolucionaban las especie, esto es la corteza cerebral. El desarrollo del lenguaje implicó la necesidad de mucho tejido cerebral, así los lóbulos frontales del cerebro se expandieron, para crear grandes áreas de nueva materia gris conocida como neocórtex. Este crecimiento dio lugar a los lóbulos prefrontales que sobresalieron por la parte delantera del cerebro dándole forma al cráneo del hombre moderno. Este modelo explica la profunda interacción entre los tres niveles cerebrales debido a que, a lo largo de la evolución, aquellos mecanismos, procesos u órganos que van siendo la solución a un nuevo problema adaptativo que le presenta el medio al organismo, van quedando incorporados genéticamente a la especie que evoluciona. Es una suerte de no desprenderse de aquellos "éxitos de la adaptación", rutas seguras encontradas a lo largo de la vida y salvaguardadas de generación en generación. Si funcionó, funcionará. Los tres cerebros, su función y anatomía, pueden ser resumidos así: 1. Cerebro reptílico o Complejo R: sus funciones son las fisiológicas básicas y adaptativas rápidas, y lo constituye el tronco cerebral y la base de la médula espinal. 2. Cerebro visceral o sistema Límbico: su función de respuesta adaptativa rápida, sede de la emoción, y la memoria. Lo constituye la cara interna de los hemisferios. 3. Cerebro nuevo o Neocórtex: cumple una función reflexiva y de adaptación lenta, en relación con la cognición, los valores. Lo forma la cara externa de los hemisferios cerebrales

Los requerimientos de entorno han hecho surgir estructuras cerebrales o módulos específicos para la solución de problemas concretos. Hoy se considera que el cerebro está organizado en unidades que funcionan relativamente independientes, los módulos, que trabajan en paralelo, e interdependientemente, una neurona puede formar parte de varios circuitos, cada uno de los cuales puede cumplir una función distinta en el cerebro. Se piensa que estos módulos se heredan aunque no completamente acabados, se hereda la posibilidad de desarrollarlos en interacción con el medio ambiente, como ocurre con el lenguaje EL CEREBRO REPTILIANO Animales tales como los reptiles tienen un cerebro conformado solamente por el tallo cerebral y el cerebelo por esta razón a estos núcleos cerebrales se los conoce comúnmente como "cerebro reptiliano". El cerebro reptiliano es el primero, el más antiguo, controla las reacciones de "luchar o volar", y los cambios en el funcionamiento fisiológico que acompañan al estrés o a la amenaza. Los reptiles son animales de sangre fría. Son controlados por el instinto. Prefieren actuar antes que pensar. Este cerebro controla los músculos, balance y funciones autonómicas tales como, la respiración y latido del corazón. Controla los ciclos del sueño y la vigilia, y se halla activo aún durante el sueño profundo. En inglés, cuatro S definen este cerebro: Sustenance : sustentación o alimento. Shelter: refugio. Safety: seguridad. Sex : sexo. Es el responsable de la conducta automática o programada, tales como las que se refieren a la preservación de la especie y a los cambios fisiológicos necesarios para la sobrevivencia y en el control de la vida instintiva. El cerebro reptiliano es absolutamente un ejecutante. Da lugar a nuestra capacidad de imitación: imita, relanza, acumula, construye. Ordena las rutas, las rutinas, los hábitos, los modelos, las artes, los rituales, las religiones, las burocracias, los gobiernos, y las instituciones. Nos desplazamos hacia el reptil cuando estamos bajo amenaza y, cuando este desplazamiento ocurre no puede tomar lugar el aprendizaje

Su territorialidad nos hace cuidadosos de nuestro "espacio". Cuando se disturban nuestros territorios o rutinas, nuestro reptil aparece con irritación o violencia. Sin embargo, cuando es feliz, tiende a buscar la comodidad de su sitio preferido, como un lagarto al sol. En los seres humanos implica conductas que se asemejan a los rituales animales como el anidarse o aparearse. Se trata de un tipo de conducta instintiva programada y poderosa, muy resistente al cambio. El cerebro reptílico participa en los rituales de competencia y establecimiento de jerarquías, adjudicándose a ciertas áreas específicas la función agresiva, en especial, el área tegmental ventral, la imposición de liderazgo y al mantenimiento de la territorialidad. El reptiliano es rígido, obsesivo, obligatorio, ritualista y paranoico. Realiza los mismos comportamientos repetidamente no aprendiendo nunca de los últimos errores. Según MacLean, las necesidades primitivas dictadas por el cerebro de Reptiliano incluyen un sentido de la seguridad, de la supervivencia y territorialidad, y se corresponden con la necesidad humana de orden, de rutina y de regularidad. Sin un sentido básico de la seguridad, el hombre no puede aprender ni ampliar su potencial para el cambio. Es posible que algunas de los alumnos que ahora etiquetamos como "especiales", "lentos" u "obstinados", simplemente estén intentando buscar ese sentido de seguridad que le es imprescindible. EL SISTEMA LÍMBICO El sistema emocional es el sustrato de la mayoría de nuestros comportamientos. Las emociones juegan un papel importantísimo en nuestra conducta, pero también en nuestras funciones cognitivas. La emoción es más antigua que la cognición, por eso el organismo se fía mucho más de ella que de la racionalidad. Por eso, esas conductas son más automáticas, pero más seguras y rápidas. El cerebro olfativo (rinencéfalo) es parte del sistema emocional. El olfato ha jugado un papel fundamental en el desarrollo evolutivo. Las feromonas son percibidas por receptores que envían la información al límbico. El olfato permite a los animales estar informados a determinada distancia, distinguir presas de depredadores, su posición social y su disponibilidad sexual. Para Mac Lean el sistema límbico aparece en los mamíferos aportando tres conductas diferentes a la de los animales anteriores: la crianza con el cuidado materno, la comunicación audiovocal para mantener contacto entre la madre y la cría, y el juego. Por esos el sistema límbico supone el comienzo de la familia. Su territorialidad nos hace cuidadosos de nuestro "espacio". Cuando se disturban nuestros territorios o rutinas, nuestro reptil aparece con irritación o violencia. Sin embargo, cuando es feliz, tiende a buscar la comodidad de su sitio preferido, como un lagarto al sol. En los seres humanos implica conductas que se asemejan a los rituales animales como el anidarse o aparearse. Se trata de un tipo de conducta instintiva programada y poderosa, muy resistente al cambio. El cerebro reptílico participa en los rituales de competencia y establecimiento de jerarquías, adjudicándose a ciertas áreas específicas la función agresiva, en especial, el área tegmental ventral, la imposición de liderazgo y al mantenimiento de la territorialidad. El reptiliano es rígido, obsesivo, obligatorio, ritualista y paranoico. Realiza los mismos comportamientos repetidamente no aprendiendo nunca de los últimos errores. Según MacLean, las necesidades primitivas dictadas por el cerebro de Reptiliano incluyen un sentido de la seguridad, de la supervivencia y territorialidad, y se corresponden con la necesidad humana de orden, de rutina y de regularidad. Sin un sentido básico de la seguridad, el hombre no puede aprender ni ampliar su potencial para el cambio. Es posible que algunas de los alumnos que ahora etiquetamos como "especiales", "lentos" u "obstinados", simplemente estén intentando buscar ese sentido de seguridad que le es imprescindible. EL SISTEMA LÍMBICO El sistema emocional es el sustrato de la mayoría de nuestros comportamientos. Las emociones juegan un papel importantísimo en nuestra conducta, pero también en nuestras funciones cognitivas. La emoción es más antigua que la cognición, por eso el organismo se fía mucho más de ella que de la racionalidad. Por eso, esas conductas son más automáticas, pero más seguras y rápidas. El cerebro olfativo (rinencéfalo) es parte del sistema emocional. El olfato ha jugado un papel fundamental en el desarrollo evolutivo. Las feromonas son percibidas por receptores que envían la información al límbico. El olfato permite a los animales estar informados a determinada distancia, distinguir presas de depredadores, su posición social y su disponibilidadsexual. Para Mac Lean el sistema límbico aparece en los mamíferos aportando tres conductas diferentes a la de los animales anteriores: la crianza con el cuidado materno, la comunicación audiovocal para mantener contacto entre la madre y la cría, y el juego. Por esos el sistema límbico supone el comienzo de la familia.

El sistema emocional tiene la llave para almacenar aquello que es importante desde el punto de vista biológico para el organismo. Las investigaciones apoyan la noción de que toda la información que penetra al organismo es supervisada y controlada por el sistema límbico, lo cual constituye una función vital para la sobrevivencia. Es el asiento de la motivación. Con él el organismo expresa su cólera, su miedo, su interés, su pasión. Si uno quita el sistema límbico de un mono preserva sus capacidades pero su comportamiento no se asemeja más que al del mono. Intentará comer basura, copularse con gallinas, etc. En una palabra, pierde el contacto con el conocimiento de su especie, con el mundo de los monos. Experimentos con ratas y hámsteres permitieron concluir que cuando la neocorteza fue dañada, los animales todavía podían acoplarse, criar, y eran casi normales en una variedad de pruebas psicológicas, mientras que cuando el sistema límbico fue destruido, aunque la neocorteza fue dejada intacta, casi todo comportamiento típico del animal cesó. Estos experimentos, junto con resultados de investigaciones en pacientes con enfermedades cerebrales, indican que "los aspectos más básicos de la personalidad y la expresión del comportamiento " son proporcionadas por el cerebro reptiliano y el sistema límbico, y no por el cerebro racional. La estructura del cerebro humano es tal que ninguna información alcanza la neo-corteza sin primero pasar a través del sistema límbico, donde se originan.las emociones, quienes colorean esa información y determinan cuánta atención le será prestada. De esta manera, las necesidades emocionales influencian profundamente el pensamiento y el comportamiento. Además, se ha encontrado que las emociones están implicadas profundamente en la operación de la memoria a largo plazo. Recordamos lo que sentimos. Cuando nuestras emociones se despiertan, nos cerramos al mandato de la corteza cerebral. El núcleo amigdalino es una pequeña región del prosencéfalo llamada de este modo por su parecido con una almendra. La amígdala recoge e identifica las expresiones de miedo, una parte de la amígdala responde a la expresión facial, y la otra es sensible a las calidades tonales de la voz, la ronquera que delata el enfado o el temblor que delata el miedo. La amígdala izquierda parece responder más a la expresión vocal, mientras la amígdala derecha es sensible al movimiento facial, de lo cual se desprende que las personas que tienen una amígdala hipersensible se sientan ofendidas fácilmente mientras que aquellas que tienen una amígdala que reacciona lentamente pueden parecer aburridas o indiferentes. (Le Doux, J.) LeDoux descubrió, investigando el comportamiento del miedo, que existen dos caminos desde el estímulo al núcleo amigdalino. La información de los estímulos externos llega al núcleo amigdalino por vía directa desde el tálamo (el camino secundario), así como por la vía que van desde el tálamo hasta el núcleo amigdalino a través de la corteza.

La vía directa tálamo-núcleo amigdalino es una ruta de transmisión más corta y, por tanto, más rápida que la vía que lleva desde hasta el núcleo amigdalino a través de la corteza. Sin embargo, debido a que la ruta directa no entra en la corteza, no pude beneficiarse del procesamiento cortical. Como consecuencia sólo puede proporcionar el núcleo amigdalino una interpretación burda del estímulo. Es una vía de procesamiento rápida y poco precisa. La vía directa nos permite comenzar a responder a los estímulos potencialmente peligrosos antes de que sepamos totalmente qué es el estímulo. Esto puede ser muy útil en situaciones peligrosas. No obstante, es preciso que la vía cortical sea capaz de anular la vía directa. Imaginemos que estamos caminando por el bosque y oímos un crujido. El sonido va directamente al núcleo amigdalino a través de la vía talámica. El mismo sonido también viaja al núcleo amigdalino desde el tálamo pasando por la corteza, que reconoce el sonido como el crujido de una rama que serompe al pisarla, o como el sonido de una serpiente cascabel que mueve la cola.

Para cuando la corteza lo ha averiguado el núcleo amigdalino ya está empezando a defenderse contra la serpiente. La información recibida directamente desde el tálamo predispone a producir respuestas, mientras que la tarea de la corteza es evitar la respuesta inadecuada, más que producir la adecuada. Imaginemos, en cambio que notamos una forma curva y delgada en el camino. La curvatura y la delgadez llegan al núcleo amigdalino desde el tálamo, mientras que sólo la corteza distingue a una serpiente enroscada en una rama curva. Si es una serpiente, en núcleo amigdalino lleva ventaja. Desde el punto de vista de la supervivencia, es mejor responder a sucesos potencialmente peligrosos como si fueran auténticos, que no reaccionar. Al responder primero con la conducta el cerebro gana tiempo. El riesgo que comporta tratar a una rama como a una serpiente es menos costoso a largo plazo, que el precio que hay que pagar por tratar a una serpiente como si fuera una rama. La cognición participa en la emoción al aportarnos la capacidad para tomar decisiones sobre la acción que debemos realizar a continuación teniendo en cuenta la situación en la que nos encontremos, por esta razón la cognición es fundamental ya que permite el cambio de reacción a acción. Hay cosas en las que es mejor no pensar, como para poner un pie delante del otro al caminar, para parpadear cuando se acerca un objeto a los ojos, para colocar al sujeto y al verbo en el lugar correcto al hablar. Las funciones de la mente y la conducta se realizarían a paso de tortuga si cada respuesta tuviera que ir precedida de un pensamiento. Sin embargo por muy útiles que pueden ser las respuestas automáticas, sólo son una solución de emergencia sobre todo en el hombre. Estimular una parte de la amígdala produce una reacción de miedo típica. Una sensación de pánico combinada con el deseo de huir. Si estimulamos la otra parte, producimos lo que la gente describe como una reacción cálida y arrulladora y un comportamiento amigable de apaciguamiento. Pero la actividad de otro tercio resulta en explosiones de furia. Reunir los tres mecanismos que desencadenan las estrategias básicas de supervivencia: fuga, lucha y apaciguamiento, en un solo pedacito de tejido, tiene la ventaja de permitir que la transición de una a otra se pueda realizar velozmente. Si un matón no cede ante una sonrisa, basta la mínima amplificación de actividad en la amígdala para desencadenar la huída, y si es imposible huir, el aumento de actividad resultante nos da el impulso para atacar, combinado con un sentimiento de enfado. Controlar las emociones implica el proceso inverso del que se hace para sentirlas. La amígdala recibe primero los estímulos emocionales y produce una respuesta automática casi instantánea, sin embargo un cuarto de segundo más tarde la información llega a la corteza frontal donde se adapta al contexto y se concibe un plan racional de acción. Si es apropiada una de las tres estrategias de supervivencia básicas, continúa la reacción corporal que ya había empezado. Pero si la decisión racional es que se debe responder con otra estrategia, la corteza manda un mensaje al hipotálamo para que calme un poco las cosas. El hipotálamo le indica a su vez al cuerpo que pare o eche para atrás los cambios que ya ha comenzado a hacer y a su vez manda mensajes a la amígdala para que también se calme. De esta manera las emociones son controladas por las funciones más elevadas del cerebro, y aunque funciona bien en la mayoría de los individuos una minoría no es capaz de controlar sus propias reacciones. Se puede perder el control sobre las emociones cuando las señales mandadas de la corteza al sistema límbico sean demasiado débiles, como sucede con los niños que tienen muchos más arranques emocionales que los adultos por la debilidad y distribución difusa de las señales corticales, no controlan bien sus emociones porque los axones que llevan señales de la corteza al sistema límbico todavía tienen que madurar, así como las células del lóbulo prefrontal, donde se procesan racionalmente las emociones, que recién madurarán del todo en la edad adulta. Por el contrario, la amígdala está madura ya al momento de nacer y es capaz de plena actividad. El cerebro joven está claramente desequilibrado: la corteza inmadura no puede oponerse a la poderosa amígdala. La madurez cortical puede acelerarse con el uso. Los niños a los que se les enseña a controlarse, probablemente se vuelvan más emocionalmente estables que aquellos a los que se les permite que den rienda suelta a sus impulsos emocionales. La estimulación constante de un grupo de células cerebrales determinado, como el que se necesita para inhibir la amígdala, las hace más sensibles, y así, más fáciles de activar en el futuro.

Por el mismo motivo, los niños que no activan a menudo el centro de control emocional de sus cerebros probablemente sean adultos con poco control de sí mismos Harry Chugani, ha hecho estudios de los cerebros de algunos niños que no han recibido contacto afectivo durante la infancia, y ha encontrado que casi todos ellos muestran claras excentricidades funcionales en las áreas relacionadas con las emociones. "La ventana por la cual se puede estimular emocionalmente a los niños si se quiere que sientan esas emociones durante el resto de su vida dura muy poco tiempo. Estos perdieron esta oportunidad y la evidencia aparece en sus cerebros." Las lesiones en la corteza emocional también pueden reducir la capacidad de inhibir la actividad de la amígdala, lesiones irritativas de esta área producen comportamiento agresivo y enfado. Numerosas investigaciones de cerebros de asesinos han encontrado evidencia de lesiones y trastornos cerebrales, sobre todo actividad reducida en el lóbulo frontal, lo cual compromete la capacidad de la persona para controlar sus impulsos. Estudios de psicópatas llevados a cabo por Robert Hare sugieren que estos trastornos pueden deberse al mal funcionamiento de la amígdala, particularmente la derecha. La amígdala normal se activa intensamente en presencia de estímulos emocionales, en cambio, en los psicópatas, demuestra poca o ninguna respuesta ante éstos. El escán muestra que mientras en la mayoría el hemisferio derecho se ilumina en situaciones emocionales, en los psicópatas están igualmente activos los dos hemisferios, lo que les libra del sentimiento de culpa, remordimiento y necesidad de castigo. Algunos investigadores creen que esto se debe a un daño cerebral, tal vez falta de oxígeno antes o después del nacimiento, aunque otros sugieren que la falta de vínculo maternofilial, que media la hormona occitánica puede ser la responsable, ya que es necesario para estimular y mantener la función normal de la amígdala. EL NEOCORTEX El Neocórtex, la corteza del cerebro, también conocido como el cerebro superior o la MENTE RACIONAL, abarca el conjunto de los hemisferios y algunos grupos neuronales subcorticales. Corresponde al cerebro de los mamíferos superiores como el primate y, por lo tanto, a la especie humana. El neocórtex recubre los dos cerebros antiguos hace millones de años. Empuja y coloniza a los cerebros reptiliano y límbico, pero está fuertemente interconectado con ellos. En el hombre el neocórtex toma dos tercios de la masa total del cerebro. Aunque todos los animales también tienen un neocórtex, es relativamente pequeño, con pocos o ningún doblez. Un ratón sin corteza puede actuar de manera bastante normal, mientras que un ser humano sin una corteza es un autómata. En la neocorteza se generan los procesos intelectuales superiores: resolución de problemas, análisis y síntesis de información, razonamiento analógico, pensamiento crítico y creativo, y se distinguen amplias zonas asociativas que construyen nuestro mundo lingüístico, cultural y tecnológico. Mac Lean refiere a la corteza, el tercer cerebro, como "la madre de la invención y padre del pensamiento abstracto", que distingue al hombre del resto de los primates. Controla las actividades conscientes como los lazos con los acontecimientos externos del ambiente. El hombre puede " representar " el mundo, incluso para teorizarlo. Ningún rastro de la emoción emana del neocórtex. No intenta saber cuál es "bueno" o "malo" pero distingue verdad de falsificación. El córtex se caracteriza por su facultad adaptativa y capacidad de enfrentarse a situaciones inesperadas. Su permanente inestabilidad se genera debido a su continua búsqueda de situaciones que eviten el aburrimiento que le produce la estabilidad y las situaciones esperadas. Rechaza la rutina y se proyecta hacia el futuro. Imagina, compara, se calla, recuerda, olvida, se equivoca, vuelve atrás. Es capaz de inhibir las reacciones primarias y emotivas del reptiliano y del límbico, permite a los instintos expresarse con educación, sublima la huida en la retirada o en el sueño y la agresividad en la combatividad o la afirmación de sí mismo. De cualquier forma, el córtex amortigua y filtra los automatismos de los cerebros antiguos. El córtex es siempre imprevisible: según las circunstancias, puede adoptar un papel inhibidor o acelerador de las reacciones de respuesta a los diversos estímulos de la vida cotidiana. Imaginativo, capaz de anticipación, es frágil y dependiente de su juicio, que es relativo y a veces erróneo. Influye de forma positiva o negativa en las reacciones del reptiliano y del límbico: es capaz de elaborar una situación trágica totalmente imaginaria para desencadenar así la agresividad del cerebro arcaico. Puede igualmente subestimar el peligro por una evaluación precipitada o imprecisa e impedir las reacciones de alerta de nuestro sistema de defensa. El córtex frontal es nuestro moderador y nuestro regulador supremo de la atención. El córtex es el "cerebro frío" o "Yo en el mundo": sus facultades de dominio de la afectividad, del razonamiento frío, del análisis y evaluación de las causas y consecuencias de las posibles reacciones, su capacidad de anticipación, le permiten organizarse con previsión, refrenando las pulsiones del cerebro antiguo. Se lo reconoce también por la función ejecutiva que realiza, principalmente a través de la corteza frontal, gracias a la cual es la sede de la capacidad de generar hipótesis planear acciones y tomar decisiones para conseguir un objetivo, de focalizar la atención en ello, de analizar los resultados y cambiar de táctica si es preciso, y no entretenerse con estímulos irrelevantes . Según Lezak no se trata de una función cognitiva específica, sino de aquellas capacidades que permiten a una persona llevar a cabo con éxito una conducta con un propósito determinado.

Afirma Sagan en su libro "Los Dragones del Edén", que el córtex regula el sentido de anticipación del futuro, es el emplazamiento de los sentimientos de inquietud, los centros de la ansiedad y la desazón. Por ello el corte transversal del lóbulo frontal reduce las manifestaciones de la ansiedad. Por otro lado, la lobotomía prefrontal puede mermar en gran manera la capacidad del hombre para comportarse como tal. El precio que pagamos por la previsión del futuro es la desazón que ello engendra. Nuestra personalidad está determinada en gran medida por nuestra neurobiología, y los trastornos de personalidad, son causados por daños en el cerebro. Los lóbulos frontales tienen más que ver con nuestras "personalidades" que cualquier otra parte del cerebro, y el daño en el lóbulo frontal produce un cambio de personalidad profundo. La corteza orbitofrontal corresponde a la representación neocortical del sistema límbico y tiene que ver con la adecuación en tiempo, espacio e intensidad, de la conducta en respuesta a un estímulo externo. Las lesiones en esta área parecen desconectar un sistema de vigilancia frontal del sistema límbico y, como resultado, se produce un cambio de personalidad. Un paciente con este síndrome incurrirá en robos, comportamiento sexualmente agresivo, conducción temeraria, y otras acciones antisociales. Estos pacientes son egoístas, fanfarrones, pueriles, obscenos y sexualmente explícitos, su humor es subido de tono y su verborrea se parece a la de una adolescente borracho. Alan Schore, de California, propone la hipótesis de que la temprana interacción madre niño es importante para el desarrollo normal de la corteza órbitofrontal durante los primeros meses de vida. Por otra parte las experiencias estresantes en el inicio de la vida pueden dañar de forma permanente a la corteza orbitofrontal, predisponiendo al individuo a enfermedades psiquiátricas en su vida posterior. Otra función que se supone corresponde al lóbulo frontal es la que permite adoptar la postura bípeda al hombre. Esta conformación vertical, erecta, del cuerpo no habría sido posible sin el previo desarrollo de los lóbulos frontales. El hecho de asentarnos sobre dos pies liberó nuestras manos y nos permitió manipular con ellas, lo que posteriormente abocaría en un notable acrecentamiento de los rasgos culturales y fisiológicos del hombre. Cabe decir, sin exagerar un ápice, que la civilización tal vez sea producto de la actividad de

los lóbulos frontales.

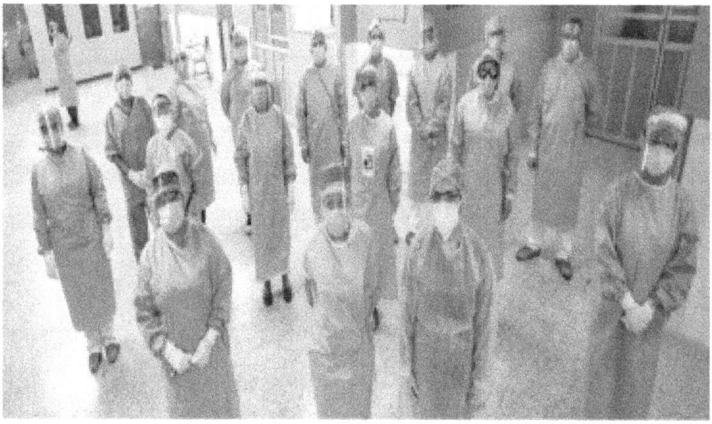

CAPITULO 4: INSOMNIO TRATAMIENTO Y OJOS ADORMILADOS

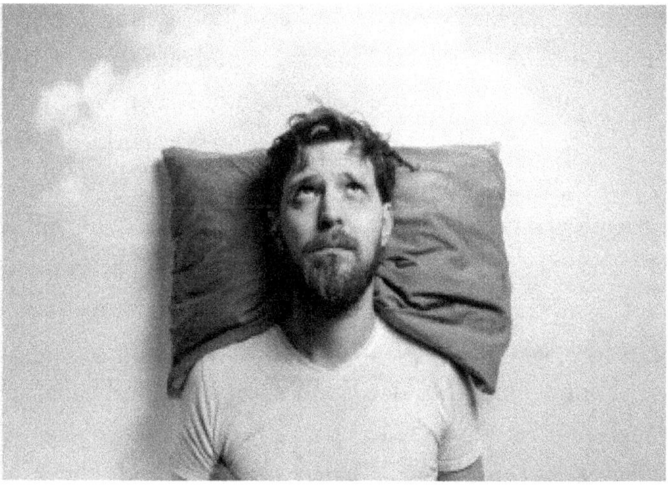

EDMUNDO, no dormía bien, se levantaba más cansado de lo que se acostaba, no podía conciliar bien el sueño y además cualquier ruido le despertaba.

Esto le hacía estar agresivo, responder de manera grotesca.. Edmundo se estaba quedando solo, nadie quiere estar al lado de un neurotico.!

Sueño dormir: es más importante que comer, en EEUU hay 100 mil accidentes de circulación al año por falta de sueño

Cuando el núcleo supraaquiasmatico del hipotálamo que está captando la luz solar y que es el reloj central y empieza a ver el tipo de luz que hay y empieza a comunicarse con los osciladores periféricos que son pequeños relojes ubicados en cada una de las 60 trillones de células

Cuando empieza a mandar esa información y hay genes por ejemplo el per1 el per2 per3 y se activan y dificultan impiden reducen que se formen tumores

La melatonina empieza a segregarse a las 9 pm y alcanza su pico entre las 11 y las 3 am. es una hormona que genes per1 per2 genes nocturnos se activen y eviten que haya mutaciones.

Ojo con las pantallas después de las 9 pm

Sin duda, el insomnio es el trastorno de sueño más frecuente en la población general y uno de los motivos de consulta más habituales en las Unidades de Sueño. Afecta con mayor prevalencia a mujeres, pero aparece cada vez de forma más frecuente en varones y en edad infantil, posiblemente relacionado con los hábitos sociales. La incapacidad para iniciar y/o mantener el sueño, así como la presencia de despertar precoz o sueño no reparador, repercute en gran manera en la posterior vigilia del paciente, y puede ser causa de múltiples trastornos que afectan a la calidad de vida, capacidad laboral..., pudiendo ser motivo de accidentes en adultos y causa de fracaso escolar en niños. Por estas razones, actualmente se reconoce el insomnio como un trastorno con entidad propia y merecedor de tratamiento por sí mismo, independientemente de las causas que participan en su aparición y/o cronificación. Lamentablemente, el insomnio no puede ser atribuido a una sola causa y tampoco disponemos de un tratamiento etiológico, por lo que es necesario un abordaje multifactorial y muchas veces individualizado para cada paciente. A pesar de que en los últimos años se ha avanzado mucho en el conocimiento y detección precoz del problema, queda mucho camino por recorrer y retos pendientes para conseguir una población con mejor calidad de sueño y, en consecuencia, mejor calidad de vida. Entre ellos, cabe destacar: „ Campañas de educación de normas higiénicas de sueño a nivel de Atención Primaria y entorno socio-sanitario. „ Estrecha colaboración entre Atención Primaria y las Unidades de Sueño, consiguiendo un abordaje conjunto del insomnio desde los diferentes niveles de atención sanitaria. Este abordaje completo abarcaría tanto el diagnóstico como el tratamiento del insomnio, considerando la terapia cognitivo conductual (TCC) como uno de los pilares terapéuticos en estos pacientes.

Utilizar los recursos de forma eficiente en prevención para evitar riesgos de cronificación en estos pacientes. Esta cronificación actualmente conlleva un inaceptable consumo de hipnóticos y ansiolíticos, no exentos de un riesgo asociado, y comporta un gasto farmacológico innecesario.

El sueño en el adulto joven

El sueño de un adulto joven, en condiciones fisiológicas e ideales de un esquema fijo de unas 8 horas de sueño por noche, progresa en virtud de ciclos que se repiten de forma periódica. De esta forma, el sueño entraría cada noche a través del sueño NREM y la primera fase de sueño REM llegaría a los 80-100 minutos de sueño. A partir de aquí estos ciclos de sueño NREM-REM se alternarían a lo largo de la noche con una latencia aproximada de 90-120 minutos por ciclo para cumplir un total de 4-6 ciclos por noche. El primer ciclo de sueño se iniciaría por la fase 1 o N1, que solo se mantendría unos minutos (1 a 7 minutos) y cuyo umbral de despertar es muy bajo, por lo que cual quiere estímulo mínimo, tal como abrir una puerta o tocar a la persona con suavidad, llevaría a la fragmentación del sueño. La fase N1 juega un papel de transición de la vigilia al sueño. Es por esto que un exceso en el porcentaje de sueño N1, en tanto en cuanto sueño de transición de los despertares, es un buen marcador de sueño fragmentado. A posteriori llegará la fase de sueño 2 o N2, que se caracteriza por husos de sueño y complejos K en el EEG. Esta se prolongaría de 10 a 25 minutos y los estímulos requeridos para despertar al paciente deberían ser más intensos que en la fase N1. A medida que la fase N2 progresa, va apareciendo una actividad caracterizada por ondas lentas δ de amplio voltaje. Llegará un momento en el cual el dominio de esta actividad llevará a cumplir el criterio de la fase 3 o N3, esto es, ondas lentas δ (a una frecuencia de 0,5-2 Hz) de amplio voltaje (al menos 75 μV) en al menos el 20% del EEG. Serán necesarios estímulos enérgicos para despertar a la persona sumida en esta fase que, por ello, también se denomina "sueño profundo". El primer periodo de sueño REM será probablemente breve (1 a 5 minutos). El umbral de despertar del sueño REM es variable y, entre las teorías que intentan explicar esta variabilidad, cabe reseñar aquella que presupone que determinados estímulos no despiertan a la persona por ser integrados dentro del contenido onírico. Nuestro sueño se regula grosso modo en virtud de promotores circadianos, comandados por la melatonina, y de lo que se conoce como presión homeostática de sueño. Y es que, aparte de su potencial papel en la consolidación de la memoria o en la regulación endocrina, inmunitaria o metabólica, la función primordial del sueño apunta al descanso –como lo hacen las teorías de reparación de tejidos mediante la secreción de hormonas anabólicas (GH, prolactina, testosterona y LH) y la supresión de hormonas catabólicas (cortisol), de conservación de energía o de mantenimiento de las sinapsis y de la integridad de la red neuronal–. Así se entiende que la presión homeostática de sueño consiste en que vamos cargando "cansancio" durante las horas de vigilia y lo descargamos durante el sueño. El sueño profundo N3 parece ser el más reparador en la medida que guarda relación con el tiempo de vigilia previo(2).A medida que avanza la noche disminuye la proporción de sueño N3, que llega a estar ausente de los últimos ciclos, como expresión del declinar en la presión de sueño. Sin embargo, el sueño REM, que gana representatividad a lo largo de la noche, parece estar sujeto a un oscilador circadiano ligado a la temperatura corporal(3). De esta manera, el sueño N3 domina el sueño NREM en el primer tercio de la noche y los periodos de sueño REM son más prolongados en el último tercio de la noche. Si una persona pierde una o varias noches de sueño se va a favorecer la aparición de sueño N3, más prolongado y profundo de lo normal, lo que se traduce en la presencia de un umbral de despertar mayor. Sin embargo, en la privación de sueño, la fase REM solo presenta un rebote a partir de la segunda noche de recuperación. Esto significa que la recuperación de sueño N3 se prioriza sobre la de sueño REM.

Una pregunta frecuente y de difícil respuesta es cuánto es el tiempo necesario de sueño.

La mayoría de las personas suelen comunicar un tiempo medio de 7,5 horas por noche los días laborables y de 8,5 horas por noche los fines de semana. Solemos considerar que cuando una persona duerme los fines de semana más de 2 horas de promedio de las que lo hace en días laborables, va corta de sueño. No obstante, la necesidad de sueño puede variar mucho en función de múltiples factores. Aunque pueden existir determinantes genéticos(4), parece que aquellos factores derivados de la voluntad o albedrío del sujeto –p. ej. permanecer trabajando hasta tarde, consumir cafeína o el uso de despertador– son los más importantes. La conjunción de los determinantes genéticos y la voluntad nos deberían llevar a dormir al menos las horas necesarias para que nos sintiésemos reparados o descansados en nuestro día a día. Quizás lo más exacto sea decir que cada persona debe satisfacer la "cuota de sueño" que le permita sentirse bien. Así, se distinguen patrones de sueño corto, para aquellos que pueden funcionar adecuadamente solo con 5 horas, o largo, para aquellos que sin que subyaga patología del sueño solo van a verse refrescados durmiendo más de 9 horas por noche. No obstante, se ha sugerido que estos patrones extremos, corto y largo, pudieran tener un mayor riesgo de deterioro de la salud física y psíquica.

La edad como modificador mayor del sueño En efecto, la edad parece ser el factor modificador más consistente de la necesidad y de la arquitectura del sueño. Respecto a la necesidad, si queremos ilustrar con cifras el decremento que acontece con la edad, hemos de decir que el recién nacido duerme unas 16 horas, el lactante entre 12 y 14 horas, a los 3-5 años unas 11 horas, a los 9-10 años unas 10 horas y en la edad adulta el grueso de la población lo hará entre 7 y 8 horas por noche. Esta caída podría ser aún más pronunciada en la senectud(5). Respecto a los factores propiamente estructurales, en el primer año de vida la transición de la vigilia al sueño a menudo se consigue a través del sueño REM, que se conoce como sueño activo en el recién nacido, al acompañarse de movimientos de la musculatura facial y las extremidades, respiración irregular y variabilidad de la frecuencia cardiaca. Que un sujeto adulto inicie su sueño a través de la fase REM es algo totalmente anormal. Por contraposición al sueño activo, existe un sueño tranquilo para denominar al equivalente al sueño NREM. Y es que, aunque los usos de sueño característicos de la fase N2 ya se detectan a las 6 u 8 semanas de vida, el EEG típico del sueño NREM no se identificará como tal hasta los 2-6 meses –p. ej. Los complejos K, quizás por requerir una cierta maduración cerebral que les dé soporte, no aparecerán hasta los 4-6 meses de vida y solo mostrarán una morfología madura a los 2 años de edad. El sueño REM de los recién nacidos y bebés va a ocupar aproximadamente un 50% del tiempo total de sueño. Se ha sugerido que esto es así por ser esencial para el crecimiento y desarrollo cognitivo del niño. Sobre los 5-6 años de vida, el sueño REM ya se habrá reducido al 20-25% propio del adulto. En la infancia temprana, los ciclos alternos de sueño NREM-REM van a rotar con una frecuencia de 50 a 60 minutos, que va a ir aumentando hasta los 90 minutos aproximados del adulto.

Normalmente, este periodo de rotación se alcanza sobre los 10 años. El sueño N3 requiere de un cerebro desarrollado y capacitado en estructura y función para mantener la actividad lenta de elevada amplitud. Este será máximo en la infancia temprana e irá disminuyendo de forma marcada con la edad. Cualitativamente, también se aprecian diferencias entre el sueño N3 de la infancia y el del adulto.

Por ejemplo, resultará casi imposible despertar a un niño de esta fase del sueño durante el primer ciclo. Además, no es raro que los niños y adolescentes hasta los 15 o 16 años de edad carezcan del primer periodo de sueño REM, lo que quizás se explica por la cantidad e intensidad del sueño N3 en las primeras horas del sueño. El sueño N3 va a decrecer en un 40% en la segunda década de la vida, incluso cuando el tiempo total de sueño no haya descendido(6). Por encima de los 60 años, al menos en el varón, el sueño N3 se compone de periodos escasos y breves o, directamente, no está presente. Por su parte, el sueño REM sí que va a mantenerse en el sujeto sano de edad avanzada. Por último, hemos de referir que los despertares, prolongados y conscientes o breves y desapercibidos, aumentan con la edad y son frecuentes en la edad avanzada. Estos muchas veces se deben a la presencia de determinados trastornos patológicos – como movimientos periódicos de piernas, síndrome de apneas obstructivas del sueño, insuficiencia cardiaca congestiva, reflujo gastroesofágico, depresión o procesos dolorosos tipo artrosis...– o al uso de fármacos que podrían afectar al sueño. No es raro que estos despertares terminen prematuramente con el sueño a primera hora de la mañana en el anciano. En cualquier caso, resulta difícil extraer conclusiones universales del sueño del anciano por su característica variabilidad interindividual(5, 7, 8). También se van a producir cambios fisiológicos en las funciones cardiovasculares y respiratorias, que van a ser especialmente drásticos en los primeros meses de vida o maduración, pero cuyo interés excede el propósito de este capítulo. La siesta El sueño de los recién nacidos y bebés es un sueño polifásico. Esto significa que duermen durante varios periodos –de 2 a 4 horas– distribuidos en el día y en la noche. A lo largo de la infancia vamos pasando de este sueño polifásico –sobre los 8 meses la mayoría de los bebés ya realizan una siesta en la mañana y otra a primera hora de la tarde– a uno bifásico –entre el primer y quinto año de vida se realiza una siesta al mediodía–, y finalmente a uno monofásico, en el cual se consolida un periodo principal de sueño nocturno. A posteriori, dependiendo del país y la cultura, desaparecerá o no el hábito de la siesta a partir de la edad escolar. Hemos de referir que estas suelen ser más frecuentes en los trópicos y coinciden con el momento más caluroso del día. No es raro que en la senectud se retome el patrón bifásico o incluso polifásico, o lo que es lo mismo: el hábito abandonado de la siesta. Puede que en ocasiones esta ayude a compensar el decremento del tiempo total de sueño nocturno(5). Una creencia popularmente extendida es que los ancianos tienen menor necesidad de sueño, pero esto no es del todo cierto. Lo que ocurre es que disminuye nuestra capacidad para mantenernos dormidos y nuestra capacidad para mantenernos despiertos. Es decir, los mecanismos que regulan la vigilia y el sueño, incluyendo nuestro reloj biológico y sus regulaciones circadianas, por ejemplo del reposo-actividad, pierden parte de su eficacia(9). Además, como fruto de esta disminución de la actividad física y del incremento de las actividades sedentarias de la tercera edad, aumentan las oportunidades de quedarse dormido durante el día. Esto contribuye a una mayor alteración de los patrones sueño-vigilia. La siesta no debe considerarse necesariamente inocua en el anciano. Por un lado, podría ser signo de somnolencia diurna excesiva, que a su vez podría presagiar el inicio de un deterioro cognitivo, podría indicar otros trastornos que fragmentan el sueño nocturno, como las apneas obstructivas, que tienen importantes implicaciones cardiovasculares. Por otro lado, la siesta bien podría tener repercusiones negativas sobre la calidad del sueño nocturno. No obstante, el papel protector o deletéreo de la siesta en sí misma continúa siendo objeto de debate, sin estudios concluyentes hasta la fecha(10). Los ritmos circadianos y sus trastornos endógenos Los trastornos del ritmo circadiano necesitan ser conocidos para distinguirlos del insomnio. Diversos estudios han demostrado que ya en el útero, a las 20 o 22 semanas de gestación, existen durante el día variaciones de la movilidad fetal, del ritmo cardiaco y de otras variables. Aunque se podría pensar que estos cambios se deben a factores puramente maternos, se conoce por los prematuros que, desde la semana 30 de gestación, ya podríamos generar variaciones circadianas para distintas funciones de forma endógena. Podríamos decir que el marcapasos circadiano es funcional al nacimiento aunque se ve interferido por la inestabilidad de las fases del sueño –especialmente REM– y por la interferencia de otros sistemas fisiológicos como la alimentación. Normalmente, a los 2 o 3 meses de vida, ya mostramos un ritmo circadiano de sincronización día-noche robusto(11, 12). A los 5-6 meses se consolida aún más, pues decrece la necesidad de alimentación nocturna. Habrá un 10% de bebés que durante el primer año de vida fallen en no ver su sueño interrumpido en la noche(13). Los trastornos del ritmo circadiano endógenos, que se resumen en una mala alineación entre el tiempo del sueño y el ambiente físico o social del sujeto, van a guardar relación con la edad del sujeto. El adolescente va a ser más proclive al síndrome de retraso de fase y el anciano al síndrome de adelanto de fase. En el primero se retrasa el inicio del sueño y consecuentemente la hora de despertar. Los problemas de funcionalidad surgen cuando el paciente tiene una responsabilidad que lo obliga a madrugar más de lo que desearía, con la consecuente carencia de sueño. Ante estas circunstancias, no es raro que se intente compensar los fines de semana lo que no se duerme entre semana, lo que no hará más que perpetuar el problema. Por su lado, en el síndrome de adelanto de fase, el paciente desplazará su sueño en sentido inverso, con lo cual se acostará a última hora de la tarde y se despertará muy temprano, tanto como a las 3 de la madrugada. Este se va a seguir de forma paralela por un adelanto de otros marcadores circadianos, como la temperatura corporal central y el pico de secreción de melatonina. Los mecanismos íntimos de estos procesos no son del todo entendidos, pero probablemente están relacionados con la exposición lumínica o, en el caso del adelanto de fase, con un decremento de la foto recepción(9, 14) o con la alteración de los Zeitgebers –claves temporales externas– como el momento de ir a la cama, los horarios de la alimentación y la medicación, o los periodos de exposición a la luz, por ejemplo, en paciente institucionalizados(15). Un tema muy en boga que enlaza con el retraso de fase es la exposición a la luz artificial de los dispositivos electrónicos tales como televisores, móviles u ordenadores, que podrían confundir a nuestro reloj biológico al hacerlo creer que es más temprano. Además, no debemos olvidar el factor "excitante" –p. ej. una discusión con la pareja a través del chat– que estos dispositivos promueven. El sueño a lo largo de la vida de la mujer La mujer y sus distintos ciclos hormonales –pubertad, menstruación, embarazo, puerperio y menopausia– merecen una consideración especial. No parecen existir diferencias EEG de las fases del sueño entre sexos en el primer mes de vida(16). Más adelante, las niñas comenzarán a comunicar periodos de sueño más prolongados que los niños(17). Las adolescentes inician el decremento del sueño profundo N3 antes y esto se ha puesto en relación con que la poda sináptica propia de esta edad se inicie de forma más precoz(18). De hecho son numerosos los estudios que intentan ligar muchas de estas diferencias sexuales del sueño a las diferencias madurativas. Las mujeres de edad adulta, a pesar de tener una menor latencia de inicio de sueño, una mejor eficiencia, una menor tendencia a la siesta y un mayor porcentaje de sueño profundo N3, van a comunicar un sueño de peor calidad y un mayor riesgo de insomnio que los varones(19). Y es que la mitad de las mujeres van a referir alteraciones del sueño justo antes o durante la menstruación. Aproximadamente tres cuartos de las féminas dirán que su sueño se empobrece gravemente a lo largo del embarazo hasta el tercer trimestre. La lista de trastornos asociados a la preñez es extensa: náuseas, vómitos, nicturia, ansiedad, lumbalgia, cefaleas, movimientos fetales, taquicardias, apneas, reflujo gastroesofágico, incomodidad abdominal, alteraciones del termostato, síndrome de piernas inquietas secundario a la ferropenia y calambres musculares. Muchas menopaúsicas experimentan un sueño fragmentado en parte por la influencia de síntomas vasomotores –como los bochornos o la sudoración nocturna– que van a requerir de tratamiento hormonal sustitutivo. Además, no deben olvidarse los posibles cambios a nivel del control circadiano del sueño, la depresión y la obesidad que se producen tras la menopausia. De hecho, es bien conocida la presencia de receptores de estrógeno y progesterona en el hipotálamo y esto sugiere que estas hormonas podrían influir directamente en el ritmo circadiano y en los patrones de sueño.

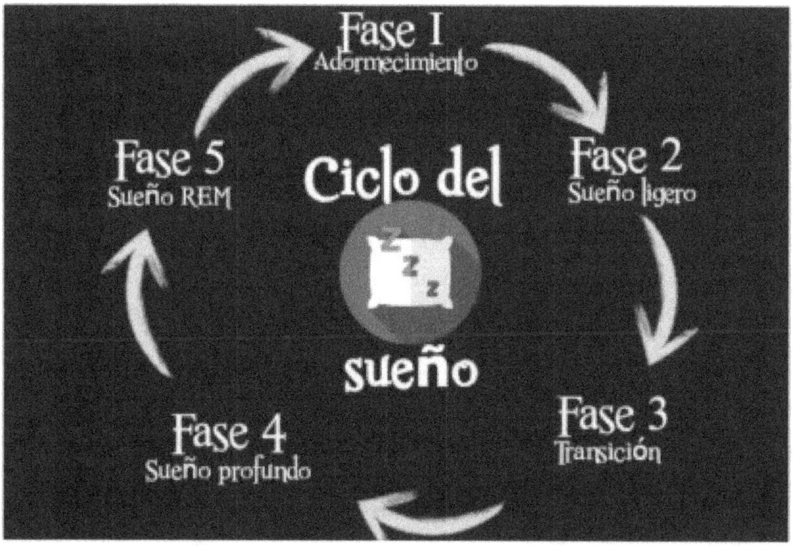

CAPITULO 5: NADIE EXTRAÑA LO QUE NO HA TENIDO

Por último, debemos llevar a nuestros pacientes a descubrirse interiormente, a ellos mismos.

A SUBIR DE NIVEL.

Que entiendan que CON EL SOLO ECHO DE EMIGRAR, de pensar, de creer, YA HIZO ALGO GRANDE

Es llevarlos al BIENESTAR COMOS SENSACION DE ESTAR A GUSTO CON SU VIDA

FELICIDAD ....

Cuantas veces hemos escuchado: CUANDO TENGA ESTO VOY A SER FELIZ..

Deben ser felices aquí y ahora, no ponerse una cita con la felicidad...no!!! Es disfrutarla desde ya..

SER AMBICIOSO ES DIFERENTE A SER AVARICIOSO.

NO PENSAR TANTO EN NOSOTROS AL PENSAR EN BIENESTAR SALUD Y PROPSERIDAD....

SI EN LOS OTROS LOS DEMAS

Principios y Valores

Los principios a veces son muchas veces tremendamente contraintuitivos.

No es que no sean lógicos, es que van en contra de conocimientos mentales previos que tenemos. Que nos hacen creer que si basamos nuestra vida en principios y apostamos por una serie de valores vamos a tener problemas pero...

La alucinación óptica esta tan bien tejida que damos más valor al espejismo que a la realidad.

La mayor dificultad de estos principios es la tremenda resistencia que ponemos a algo que para una razón no ampliada no tiene sentido, se les pone resistencia a algo que para una razón no ampliada no tiene sentido

Generosidad desde el condicionamiento mental que tenemos no tiene sentido

Cuando hago algo generoso y no me agradecen....cierro el corazón

El mundo, la realidad les dice; sos tonto a personas generosas

Quien estoy siendo..quien estoy llamado a ser hay QUE CERRAR ESA BRECHA

HAY QUE VIVIR ASI Floreciendo y alcanzando mi plenitud

La vida pierde sentido cuando vivo asustado, desesperanzado con sensación de impotencia

LA VIDA ES UN REGALO!

Así Algunos la vivan como una penalidad...

ESA BRECHA PROCEDE DE VARIAS COSAS

Porque tengo más años mas conoció, más experiencia

Eso daña las relacione humana

Tercero la desconexión con el cuerpo

Hay la sensación de que el cuerpo es solo una maquina...pero tiene unas conexiones una inteligencia tan enormes!

Queremos meterle cabeza a todo, cococimiento en todo, razón y no nos fiamos de una sabiduría natural en el ser humano

El siguiente es falta de control sobre la mente

Como me posiciono frente a un misterio?

Frente a los misterios

Asombro

Curiosidad

Humildad

precisan condicione sadecuadas para que el MISTERIO se desvele todos los que me ven vamos a ver que la felicidad no es un destino, no es un lugar al cual ir es una forma de ser y de estar en la vida no es lo que colma los sentidos es lo que colma el corazón no es un bienestar subjetivo.

Como me pongo en una posición adecuada para que ese misterio se desvele

Preguntas de Emanuel kant la critica dela razón pura

1. Que puedo yo conocer: lo de los sentidos o capto lo suprasensible, o lo im¿nmaterial lo espiritual, usando la razón ampliada. Para descubrir la verdad oculta.

2. Que es lo que he de hacer ahí nace la ética, hay formas de hacer y de actuar que me acerquen o me alejen de esa felicidad

3. Que puedo esperar? Es la muerte el final.. religión: religare unir lo que se separo

4. Que somos nosotros?no autoocultarme o esconderme. Si hablo de felicidad y tengo confort no estoy hablando de felicidad, hay trabajo, caliente etc.

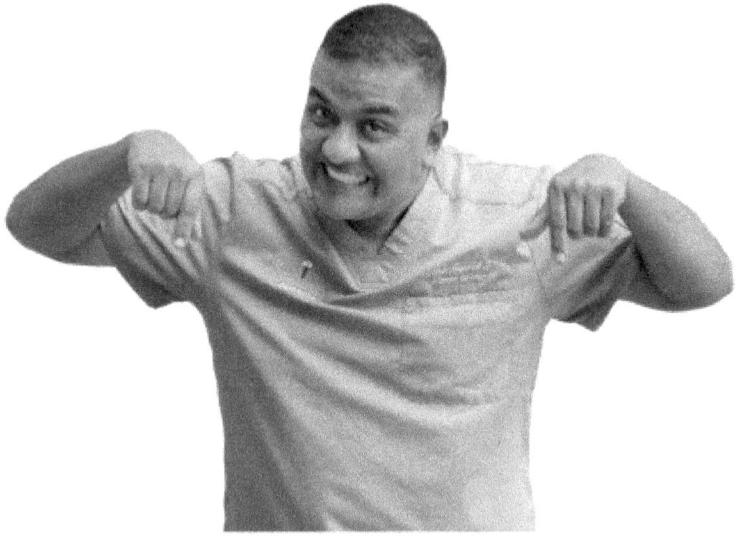

La ARROGANCIA, soberbia humana es creer que lo que yo veo es lo que es. E

ESTOY TAN CONVENCIDO QUE LO QUE MIS SENTIDOS MARCAN ES LA REALIDAD que el resto nos molestas

El resto nos molesta..lo suprasensorial lo trascendental. Nos parece poco creible Segundo lugar tener siempre la razón

La felices cuando el bien subjet desaparece. No es que sea lo uno o lo otro.

Hay que entender la felicidad cuando aparecen los 3 grandes oponentes del ser humano.

Los 3 GRANDES oponentes de la felicidad:

1. El mal; el mal físico como privación de un bien necesario, también hay mal moral , generando injusticia, violencia, el daño la injusticia. De esos que son mi hermanos. En presencia de la muerte y del sufrimiento.

La pregunta de la felicidad es la pregunta del sentido de la vida:

No se trata de darle un sentido a la vida sino de preguntarse si la vida tiene un sentido.

Si podemos mirar al mal, a la muerte al sufrimiento y no salir corriendo y si en ellos hay más que amar en la vida que temer; la vida merece la pena vivirse a pesar de todo eso..!!!

A pesar de que sea un drama existencial... solo hay un un antídoto para el miedo: el amor a un proyecto a una idea el amor a un recuerdo; decirle a alguien que le amas es decirle Tu para mi jamás moriras

la felicidad esta tan cerca y a la vez tan lejos..plantar semillas de esperanza de ilusión de confianza de consuelo

2. EL AMOR COMO AGRADECIMIENTO el miedo y la gratitud son incompatibles, agradecer por lo que si tengo y no por lo que no tengo. Perdonar ej.

Estados emocionales y la salud. El positivo también puede caer

Ira y miedo, aumentan el glutamato y cortisol empiezan a moer nanas de los hipocampos esas controlan el centro del miedo en la amígdala tracto amigadlo hipocambal , reestructuran toda la memoria

Cuando hay gozo, libero dopamina desde el haz mesolímbico,me lleno de gratitud y alegría, el AMOR ME AYUDA A SER VALIENTE LO HAGO POR AMOR NUNCA X DINERO!

SE CONVIERTE EN UN IDEAL PERSONAL BENEFICIOS DE MEDITACION

El entusiasmo:

1. Viene de una raíz griega inmerso en lo divino
2. Energia import para abrir el potencial humano
3. Apasionado entusiasm se despliega creativ
4. No depende del intelecto..de la pasión
5. El miedo puede ser un consejro o carcelero
6. Pero cuando es carcelero es pánico historis del dios pan}
7. Retos desaf no problema...
8. Estudios muestran que miran palabras neg, sangre saliva y se han visto hormonas

Cuando EDMUNDO llego a mi consulta me toco enseñarle la diferencia entre encontrar una salida o una solución.

Es normal que Cuando estas frente a un Reto o desafío, generas Tensión interior y dudas de si podrás o no

La tendencia es abandonar pues A nadie le gusta el dolor el sufrimiento la tensión

Cuando tengo una meta poderosa un motivo fuerte, cuando estoy comprometido

Las palabras al levantarme y las de antes de dormir La activa cerebral cuando duermo, la glucosa se consume con el sueño

Sigo notando eso desagradable y el cerebro ve que no le doy salida fácil y una de las misiones fundamentales de mi cerebro es protegerme del dolor y así Encuentra el camino para salir del dolor:

Explorarse un mismo, no juzgarse

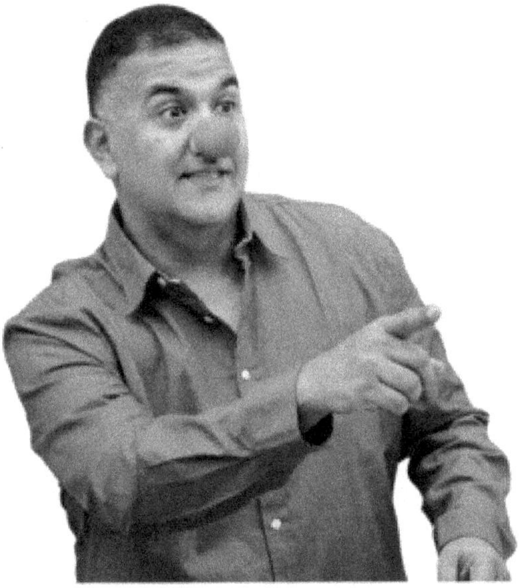

Capitulo 6: te pareces a lo que piensas

1. El dolor hace parte de mi narturaleza
2. El sufrim es lo que hago con el dolor lo prolongo..
3. Que me estoy diciendo en esto.
4. El fracaso provoca dolor
5. Realidad vs percepción. Atención a lo que yo le sumo a esa realidad.

La paciencia es amarga pero el fruto es dulce

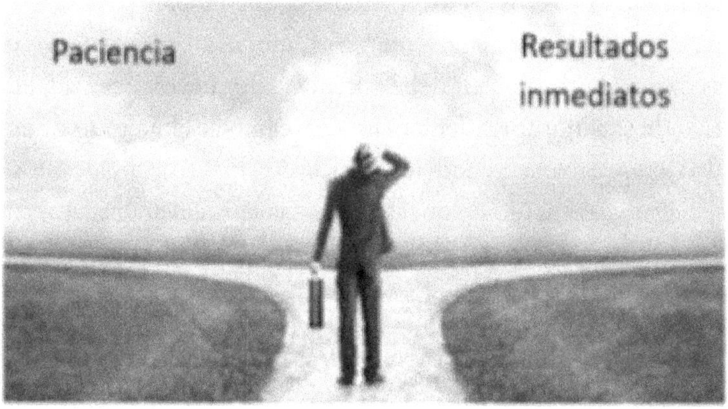

¿QUÉ ES LA PACIENCIA?

Si bien no es un constructo muy popular en psicología, considero que aprender sobre la paciencia, lo contrario a la impaciencia, puede ser de mucha importancia, especialmente para aquellas personas que buscan optimizar su rendimiento cognitivo y sus capacidades psicológicas en sus actividades cotidianas. Primero quiero empezar contándote qué significa ser paciente y por qué es importante adquirir esta habilidad. Luego voy a mostrarte qué situaciones nos pueden llevar a ser impacientes y cuál podría ser un camino inapropiado para lograr adquirir paciencia. Por último, voy a proponerte una serie de pasos o principios que te van a ayudar a proceder con paciencia. Estoy convencido de que esta habilidad te ayudará a desarrollar estrategias más eficaces para afrontar aquellas situaciones en las que la impaciencia suele quitarte el "control de mando" de tus comportamientos.

¿POR QUÉ ES IMPORTANTE LA PACIENCIA?

La paciencia es un concepto que muy habitualmente utilizamos para comunicarnos en la vida cotidiana. Imaginemos por ejemplo una conversación en la que un compañero de trabajo comenta en una charla informal que está interesado en aprender un nuevo idioma y pide consejos sobre cuál es el método más efectivo para lograrlo (por ejemplo, tomar un curso con un profesor, comprar un aplicativo, viajar donde se hable ese idioma, etc.). Es bastante probable que muchos den sus propias opiniones, sugieran una u otra acción a seguir, recomienden evitar tal o cual otra, pero independientemente de lo que cada uno diga casi todos estarán de acuerdo en que deberá tener paciencia, que un idioma no se aprende de un día para otro, que habrá momentos en los que avanzará mucho y otros en los que tendrá que esperar para ver avances significativos. Así también podemos imaginar muchas otras conversaciones análogas tales como cuando alguien debe aprender un nuevo oficio, adaptarse a una nueva forma de trabajo, aprender a conducir, cambiar el método de estudio en la universidad, empezar a hacer actividad física, etc. En cada uno de estos casos casi siempre se llegará al acuerdo de que la paciencia es un elemento importante para llegar a buen puerto. Incluso si alguien manifiesta que durante el desarrollo de alguna de estas habilidades se está poniendo impaciente, naturalmente surgirá la idea de que debe calmarse, saber esperar, serenarse y perseverar sin "perder la cabeza". En fin, no importa lo que hagas habrá de hacerlo con paciencia.

En todos estos casos, expresar que se debe tener paciencia presupone que todos sabemos que el logro de un resultado esperado luego de la aplicación de una acción determinada no es algo inmediato, que el éxito de nuestras acciones requiere tiempo y que ese tiempo muchas veces es mayor al que querríamos o desearíamos.

Tener paciencia es esperar con calma frente a la adversidad, frustración o sufrimiento, o también esperar con calma la ocurrencia de una serie de eventos hasta conseguir el mejor resultado posible.

TIPOS DE PACIENCIA

1. Paciencia en situaciones difíciles de la vida
2. Paciencia en relaciones interpersonales
3. Paciencia en la vida cotidiana

También podemos, intuitivamente, saber que no debemos juzgar el resultado de nuestras acciones por la consecuencia inmediata, que muchos procesos requieren tiempo y que volvernos impacientes puede empeorar las cosas. Sin embargo, te debe pasar como a la mayoría de las personas que la vida en el mundo de hoy (particularmente en ciudades urbanizadas) exige y reclama que atiendas a múltiples y variadas demandas. Posiblemente te pase que escuchás y recibís múltiples mensajes explícitos o implícitos que te hagan sentir que tenés que alcanzar logros y resultados en el corto plazo; el mundo pareciera decirte que tus esfuerzos debieran traducirse en gratificaciones tangibles e inmediatas: Empezás con una dieta y si a la semana no se notan los resultados en la balanza, eso te hace pensar que entonces no sirve, si duplicás las horas de entrenamiento esperás mejorar tu rendimiento en la próxima competencia, si dedicás más horas a estudiar para la universidad tendrías que obtener mejores calificaciones en las próximas evaluaciones; y cuando tales resultados no se obtienen tu esquema de creencias te hará pensar que tus esfuerzos han sido en vano. En esto hay algo curioso, porque incluso aunque una voz interna te diga que el esfuerzo de todos modos valió la pena, la fuerza de la creencia de que era necesario obtener un resultado positivo luego del esfuerzo, suele prevalecer. Como consecuencia, aparecerán ideas que te dirán que tal vez debas abandonar tales esfuerzos, que el esfuerzo fue en vano, entre otras.

Llegados a este punto posiblemente hayas advertido la contradicción que se presenta cuando, por un lado vemos que en múltiples ocasiones debemos ser pacientes para esperar los resultados deseados y, por otro lado, nos sentimos empujados a juzgar o valorar nuestros esfuerzos por las gratificaciones obtenidas en el corto plazo. En otras palabras, sabemos que en muchas ocasiones debiéramos ser pacientes, esperar con calma para obtener un determinado logro, superar un hecho adverso o situación de sufrimiento y, por otra parte, estamos inmersos en un modelo social que no ve con buenos ojos la espera de las gratificaciones y recompensas por nuestros esfuerzos. Este dilema, seamos conscientes o no, está constantemente presente y pone a prueba muy frecuentemente nuestra habilidad para ser pacientes. Veamos entonces, en qué consiste específicamente tener paciencia y qué podemos hacer para adquirirla.

En el año 2012, Sarah Schnitker de Pasadena School of Psychology publicó un estudio muy interesante en el que se compararon dos grupos, uno recibió un entrenamiento para mejorar la paciencia y el otro no. El entrenamiento consistió en: ejercicios para mejorar la conciencia sobre las emociones positivas y negativas, prácticas de meditación, aprendizaje de estrategias de regulación emocional, ejercicios para mejorar el afrontamiento de situaciones de estrés interpersonal, desarrollo de la empatía y la compasión. También se enseñaron estrategias de manejo de la frustración y el cambio de perspectiva sobre determinadas situaciones. Los resultados obtenidos mostraron que el grupo que recibió el entrenamiento logró incrementos significativamente superiores al otro grupo tanto en paciencia como en bienestar. Esto indica que la paciencia puede ser entrenada y mejorada.

La misma investigadora afima que "A las personas pacientes les resulta más fácil y más satisfactorio la búsqueda de objetivos para alcanzar un mayor bienestar, especialmente cuando deben enfrentarse a dificultades y obstáculos"

¿CÓMO SE DEFINE A LA PACIENCIA?

Probablemente tengas el concepto de paciencia en mente de manera casi cotidiana, aun así, te puede pasar que si tratás de definirlo con precisión te resulte difícil.

Voy a tratar de definir qué es y por qué es importante desarrollar esta habilidad. Hay una definición que dice que tener paciencia significa esperar con calma frente a la adversidad, frustración, o sufrimiento; o como me gusta definirla a mí: esperar con calma la ocurrencia de una serie de eventos hasta conseguir el mejor resultado posible. Como se puede observar, ambas definiciones hacen referencia a la espera con calma. Esto que podría parecer algo muy obvio y elemental esconde una enorme complejidad que es necesario descomponer, entender y saber elaborar. Este concepto requiere incorporar múltiples conocimientos que la psicología y la neurociencia disponen para que puedas desarrollar esta habilidad. Sin embargo, este conocimiento disponible, no siempre resulta accesible si no formás parte del público especializado en estas disciplinas, lamentablemente, desde mi punto de vista la ciencia sufre de una total inoperancia en lo que es el departamento de "marketing y publicidad", esto hace que hay un gran hueco entre lo que la ciencia sabe y lo que el público general recibe. Parte del objetivo de este artículo será presentarte algunas ideas básicas y en un lenguaje simple, conceptos y estrategias que te permitirán adquirir nuevos hábitos con los que afrontar los momentos que requieren que seas paciente.

La capacidad de esperar con calma, se vé afectada por múltiples variables, tal como encontraron Buehler Griffin, y MacDonald, 1997, y Byram, 1997 en dos estudios, los que los participantes que recibieron un incentivo monetario para realizar una tarea más rápido subestimaron en mayor medida el tiempo que les tomaría completar la tarea, es decir aumentaron su impaciencia. Sin embargo, el incentivo no tuvo ningún efecto en la velocidad y el tiempo real con el que tardaron verdaderamente en realizar la tarea. Por lo tanto, a mayor incentivo por terminar rápido una tarea, mayor subestimación del tiempo que requerirá su realización y menor la paciencia que se experimentará.

Lo primero que quiero que tengas en cuenta es que la paciencia es una conducta activa o mejor dicho proactiva, ya que esperar con calma no es lo mismo que otras formas de esperar. Por ejemplo, todos tenemos en mayor o menor medida la capacidad para inhibir ciertos impulsos que se activan frente a determinados estímulos, como ser, ver y querer comerme una barra de chocolate siendo que me encuentro haciendo una dieta hipocalórica. Quizás en esa situación puedas evitar caer en tal tentación y abandonar la idea de agarrarla y comerla, pero seguramente vas a sentir ansiedad, frustración o irritabilidad. Tu mente se enfrenta a un dilema muy elemental, si te comés la barra de chocolate obtendrás una sensación agradable cercana a la felicidad, sin embargo, si no la como y mantengo mi dieta obtendré una satisfacción más lejana en el tiempo que será por ejemplo sentirme más saludable o estéticamente más conforme con mi cuerpo. Como habrás observado, inhibir el impulso, no conduce directamente a lo que la definición de paciencia refería como esperar con calma.

Esto explica que aplicar la paciencia no es lo mismo que saber inhibir un impulso. Son dos procesos diferentes: Inhibición significa simplemente poder esperar o dejar pasar una emoción, pero no necesariamente con calma, en cambio, la paciencia es un comportamiento proactivo, un proceso que requiere de una serie de acciones que te permitan alcanzar y mantener esa calma.

Desde el punto de vista del funcionamiento de nuestro sistema neurofisiológico, el cerebro actúa diferente cuando intentamos inhibir un impulso respecto de cuando intentamos actuar con paciencia. En el caso de la inhibición utiliza principalmente una zona conocida como la corteza orbitofrontal (que es la parte inferior de la corteza prefrontal). Esta zona del cerebro trata de frenar los impulsos que vienen de la región del cerebro donde se activan nuestras emociones (nuestro "cerebro emocional", encargado de generar las conductas automáticas). En cambio, para la paciencia se activan varios centros de la corteza prefrontal que de manera estratégica van desactivando este cerebro emocional para reorientarlo hacia una determinada emoción, en lugar de intentar "frenarlo".

Para entenderlo mejor, podemos compararlo con el funcionamiento de un auto. El acelerador del auto aumenta la velocidad de modo análogo a como el cerebro emocional activa una determinada emoción.

Si en un determinado momento nuestro auto se acelerara de forma automática, tendríamos dos alternativas, una es la de intentar frenarlo (inhibición) y la otra es la de desacelerar el auto y redirigirlo con calma hacia un determinado sitio (paciencia). Algo que siempre explico en el consultorio es que la corteza orbitofrontal tiene una energía limitada, y al agotarse pierde toda la capacidad de frenado. Entonces, para regular nuestras emociones, el problema de seguir esta estrategia de frenado es que, si el auto no deja de desacelerarse, los frenos se recalentarán y tardo o temprano dejarán de funcionar, algo que haría que nuestro auto incrementara su velocidad de modo descontrolado.

Este es el caso de la aparición de conductas impulsivas tales como los conocidos "atracones" de comidas. Por lo tanto, debemos "enseñarle" a nuestro cerebro a utilizar la estrategia de desactivación del cerebro emocional, algo que involucra el desarrollo de habilidades de paciencia. Este modo de funcionamiento se denomina "Funciones Ejecutivas", constructo muy interesante que describiré en futuros artículos.

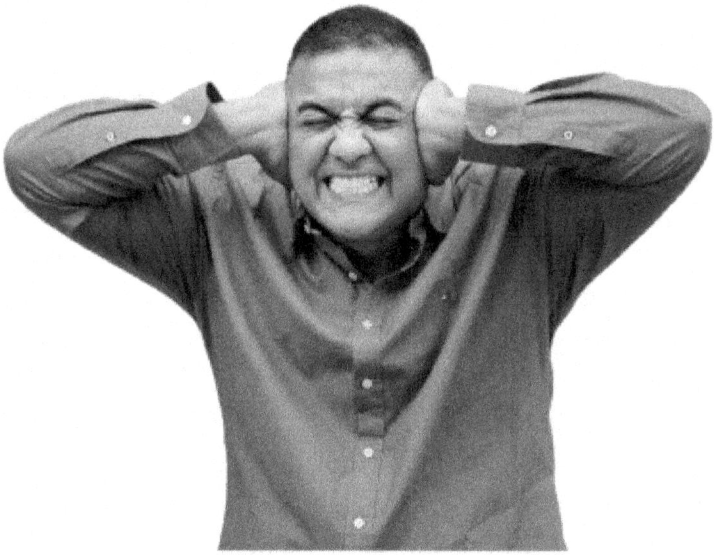

TE PROPONGO QUE LA CLASIFIQUES A LA PACIENCIA EN TRES TIPOS:

1) Paciencia en situaciones difíciles de la vida, tales como cursar una carrera universitaria, transitar un duelo, afrontar una enfermedad grave o crónica, trabajar en un proyecto personal, entre muchos otros,

2) Paciencia en relaciones interpersonales, por ejemplo cuando estamos obligados a lidiar con personas difíciles en un trabajo, en la familia, en el vecindario, también cuando tenemos que mejorar una relación en una pareja, amistad, vínculo familiar, y

3) Paciencia en la vida cotidiana, como ser realizar trámites, emprender un viaje, afrontar climas adversos, administrar nuestras finanzas, esperar resultados de exámenes, etc.

Veamos ahora un caso en el que se pone de manifiesto la necesidad aplicar estos tres tipos de paciencia. Luciano tiene 36 años y trabaja en una institución pública en el área de las relaciones institucionales. Estudió relaciones internacionales y tiene un máster en gestión de negocios (MBA). Su meta profesional es tener un emprendimiento propio, pero aún no ha podido comenzar con este proyecto debido a que ha tenido diferentes problemas familiares que lo han obligado a continuar con su trabajo en relación de dependencia, algo que le asegura un sueldo mensual y algunos otros beneficios. Luciano llega a la consulta desmotivado, agotado y algo deprimido. En la consulta relata varias situaciones donde ha tenido que frenar emociones negativas en su trabajo.

Por ejemplo, cuenta que su jefa suele asignarle tareas de cadete, como ser mandarlo a comprar facturas y organizar la sala para las reuniones. En otras ocasiones tiene que asistir a reuniones muy tediosas y aburridas donde suele quedarse en silencio y haciendo un gran esfuerzo por no poner de manifiesto su mal humor o aburrimiento. Se siente inútil, considera que sus tareas no tienen sentido ni ningún impacto institucional, pasa horas haciendo actividades repetitivas y tediosas como llenar documentaciones y otras tareas burocráticas de ese tipo. No es difícil imaginar que Luciano, en los años que tiene este trabajo, ha tenido que inhibir gran cantidad de emociones, lo que lo ha llevado a sentirse muy cansado y desgastado.

Por otra parte, sabe que si se niega a los pedidos de su jefa o la confronta puede perder el beneficio de la flexibilidad de horarios que actualmente goza, tendría que pasar más horas en la oficina y no tendría tiempo para estudiar. Él ha aprendido que "frenarse" le evita empeorar sus problemas, lo que aún no ha podido resolver es manejar el enorme desgaste que esto conlleva. Luciano necesita aprender habilidades de paciencia, en lugar de frenar o inhibir, deberá aprender estrategias para aumentar el bienestar de la espera hasta poder iniciar su emprendimiento personal. No se trata de adoptar una postura pasiva de espera, ni de aprender a controlarse constantemente frente a las múltiples situaciones que lo desgastan; ser paciente como dijimos es una actitud proactiva.

¿CÓMO DESARROLLAR HABILIDADES PARA SER MÁS PACIENTES?

Saber qué no es lo mismo que saber cómo. Uno de los aprendizajes más fascinantes en mi carrera fue conocer que las habilidades psicológicas o mentales se entrenan de la misma manera que una habilidad deportiva, y la paciencia no es una excepción. Recuerdo en mis años de colegio secundario cuando entrenábamos para handball, que la práctica tenía una secuencia muy definida. El profesor siempre repetía la misma sucesión de acciones: nos ponía en fila (dejábamos de hacer otras actividades), nos explicaba el ejercicio (parte teórica), lo mostraba (modelaba la acción con un ejemplo), lo hacíamos (ejecutábamos la acción), lo practicábamos varias veces (repetición de la acción), y nos corregía (nos ofrecía retroalimentación). Aún tengo la memoria del desgaste en el hombro que me significaba tirar una y otra vez con fuerza al arco.

En este contexto de la práctica de un deporte, a nadie se le ocurriría que alcanzaría solo con la explicación verbal para que dominemos la técnica. Sin embargo, por alguna razón, en el mundo de la paciencia (y en muchos otros dominios psicológicos) solemos creer que sólo con la teoría alcanza, o lo que es peor, que con conocer la causa profunda de por qué no somos pacientes, bastará para que aprendamos a serlo. Si entrar en discusiones teóricas, lo que te estoy proponiendo es que el primer paso para manejar tu paciencia es que la pienses como una habilidad que tenés que entrenar, más precisamente una habilidad cognitiva.

Otra distinción que es importante considerar es que tampoco es útil pensar a la paciencia como una virtud moral. Las virtudes morales incluyen conductas que se eligen cumplir o no. En cambio, en el caso de la paciencia no alcanza con una decisión única, sino que para adquirirla es necesario que cumplas una secuencia, al igual que los pasos que me hacía hacer mi profesor de gimnasia cuando nos entrenaba para jugar al Handball. Te voy a proponer una serie de pasos que si los entrenás vas a lograr generar los comportamientos y estilos de afrontamiento que se requieren para adquirir esta habilidad para tener paciencia.

Una última aclaración antes de ver la secuencia de pasos. El entrenamiento de esta habilidad es contexto-dependiente. Esto es, la paciencia depende siempre de una situación o entorno particular. En mi caso, podría pasarme de ser enormemente paciente con mis pacientes, pero no necesariamente pueda aplicarlo con mi madre, con quién podría mostrarme súper impaciente. Con esto quiero decirte que el entrenamiento debe ser pensado y focalizado en un área o dominio de tu vida; nadie se vuelve paciente para todas y cada una de las situaciones posibles. Probá con un área de tu vida, luego, podés extenderlo a otros ámbitos, pero recordá que siempre puede haber una persona o situación que sea tu "criptonita" y desactive todos tus poderes.

UN POSIBLE MODELO ENTRENAMIENTO DE LA PACIENCIA

Hay varios modelos de entrenamiento para desarrollar la paciencia. El modelo que te voy a recomendar en este caso consiste en 5 pasos. Si bien el modelo en su conjunto es una construcción teórica, cada uno de los pasos tiene sustento empírico, esto es, cuenta con investigaciones que probaron su eficacia.

Donde se aprende más? En el fracaso o en el éxito?

El fracaso me pone cara a cara con mi fragilidad vulnerabilidad y no es fácil

Es importante asumir la perdida de la salud con mente mas exploradora que enjuiciadora resignación es negar una realidad . pensar que no tengo ninguna opción capacidad para hacer frente aceptación es reconocer asumir que lo que es existe no desgastarme en rechazarla.

Tengo que creer que lo tengo ese potencial. Sino nadie lo va buscar. Nadie busca lo que no cree que exista, grandeza que hay dentro mi

NO ES GRITO VIOLENTO NO DE DUREZA...SI DE FIRMEZA ..!!!

Es encontrar esa palanca emocional QUE NECESITO PARA SUPERAR EL MIEDO Y SUPERAR LA SENSACION DE IMPOTENCIA.

Es salir con toda mi fuerza mi coraje mi fuerza mi inspiración, mi determinación mi grandeza

Que te estás diciendo?

Mi conversación interior hipnotiza, accede a mi inconciente, me mete en trance, moldea mi percepción de realidad. Es un RUIDO INTERNO y ha mucha diferencia entre ruido y sonido y estos afectan el inconciente.

Se hace vital Anular esa cacofonía. Todos tenemos un potencial inexplorado

.

Todos conocemos gente que no dábamos un peso Hay gente que rompe las estadísticas. Que se sale del molde. Todos pasamos momentos malos, no vanalizarlos: si te quedas ahí no te vas a levantar

Cuando asumes una mejor actitud, Algo afloro, desplego, despierto y se convirtió en ejemplo para todos.

Las circunstancias afectan o influyen pero no DETERMINAN.

Según el escritor VICTOR HUGO; LA PEOR TRAGEDIA NO ES QUE VAMOS A MORIR.. ES QUE NO SABEMOS COMO VIVIR.!

Es verdad. Hay razones para estar así, pero las razones no me van a dar los resultados

Necesito hallar los fragmentos de fuerza, alegría, para avanzar con determinación, compromiso , algo se va abrir a lo mejor no a las primera ni ser ni 15va,pero alguna puerta se va abrir solo aguantas cuando crees que hay posibilidades, por eso se hace importante la fe en las posibilidades.

Si me centro en: Lo que no tengo

En lo que me falta

En mis defectos, en lo que me es difícil.

Ese sería mi foco. Soy yo quien decide hacia dónde mirar.

No es que se acabaron los obstáculos, es que los veo con mejor perspectiva

El Miedo al cambio se da porque se lo que pierdo pero No tengo claro lo que gano

La verdad es la realidad , el sentido común es dejarse llevar por la realidad.

Mi vida puede ser un ejemplo o una advertencia

La creatividad se abre porque el corazón lo empuja busca un que un porqué y hallo un como

Si para recobrar lo recobrado Si para recobrar lo recobrado Debí perder primero lo perdido,

Si para conseguir lo conseguido Tuve que soportar lo soportado, Si para estar ahora enamorado

Fue menester haber estado herido, Tengo por bien sufrido lo sufrido, Tengo por bien llorado lo llorado.

Porque después de todo he comprobado Que no se goza bien de lo gozado Sino después de haberlo padecido.

Porque después de todo he comprendido Que lo que el árbol tiene de florido Vive de lo que tiene sepultado. Francisco Luis Bernárdez

Que puedo yo sacar de lección en esto, sería un valor añadido

Debes Ser inaccesible al desaliento, determinación, persistencia, eso es del corazón más que del intelecto

Hacer pequeños cambios al día. Con un 1 % nada mas.. no se trata de hacer mega cambios con pequeños cambios se logran grandes gestas

¿Das una importancia exagerada a tus defectos? ¿No te aceptas tal y como eres? ¿Te cuesta mucho decir no? Muchas personas se rechazan a sí mismas porque hay algo de ellas que no les gusta y se dicen que en el momento en que lo cambien podrán sentirse satisfechos consigo mismos:

Muchas veces fracasaremos y no nos aceptaremos tal y como somos, dando una importancia exagerada a nuestros defectos y rechazándonos a nosotras mismas. Estaremos constantemente con una lucha interna porque habrá algo de nosotras que no nos gusta y somos tan ridículos de pensar que cuando lo cambiemos podremos sentirnos satisfechas con nosotras mismas: "Cuando me opere las arrugas, me sentiré mejor", "cuando adelgace, me gustaré más", "cuando tenga pareja, seré feliz", "cuando tenga el pelo largo, seré más valiosa"...

1- No te lo pienses

Solo tienes un mes para recuperar la autoestima, así que la primera fase es dar el primer paso sin pensárselo dos veces. Siempre ha sido así, cuanto más nos pensamos algo, en el interior de nuestra alma poco a poco comienzan a darse algunas dudas, miedos o inseguridades y es más fácil que nos echemos para atrás. Por eso, si has decidido que es momento de volver a recuperar tu autoestima no lo dudes más de 3 segundos. Esto no quiere decir que actúes a lo loco, de manera irreflexiva, pero sí que tenemos que ser valientes. El tiempo vuela, y hay que sacarle el máximo partido posible.

1. Di adiós al perfeccionismo. Nunca llegarás a ser realmente feliz si sientes que nunca es suficiente. Aprende a aceptar la vida tal y cómo es y a las personas tal y cómo somos. Si sabes que nadie es perfecto, no te exijas a ti mismo lo imposible.

2. No dependas de la aprobación de los demás. Las personas con una baja autoestima suelen estar demasiado pendientes de la opinión de los demás. Vivir intentando cumplir las expectativas de los otros es una vida de esclavitud mental.

3. Reconoce tus éxitos. Las personas con una baja autoestima le dan más importancia a sus fracasos que a sus éxitos, cómo si éstos fueran «lo normal». Celebra cada pequeño paso que das hacia la consecución de tus objetivos. Esta mentalidad no solo mejorará tu autoestima sino que también será un motor impulsor que te dará fuerzas para seguir adelante con tus metas.

4. Sana las heridas del pasado. Mediante la psicoterapia encontramos una oportunidad para poner en orden nuestra biografía, cerrar capítulos de nuestra vida y escribir nuevos renglones en el libro de nuestra vida. Trabajando con nuestras emociones y reconciliándonos con nosotros mismos podemos mejorar la visión sobre nosotros mismos y aprender a amarnos tal y como somos.

5. Deja de compararte con los demás. No seas injusto contigo mismo fijándote en lo que los demás hacen mejor que tú. Todos tenemos virtudes y defectos, áreas en las cuales nos desempeñamos mejor y otras en las que somos menos talentosos. Cada persona es única en sí misma, ahí radica su grandeza.

6. Defiende tus derechos y aprende a decir no. La asertividad es una muestra de autoestima. Cuando me atrevo a decir lo que pienso y a poner límites en mi vida soy más libre y aumenta mi seguridad. No dejo que los demás me avasallen ni se aprovechen de mi.

7. Hazte responsable de tu vida. Adoptar el papel de víctimas, creyendo que todo lo malo que nos pasa es culpa de los demás o de la suerte nos impide tomar las riendas de nuestra vida.

8.Conócete a ti mismo. Sólo de esta forma podrás saber qué quieres en realidad y podrás manejar tus emociones. Sólo conociéndote de verdad podrás cambiar y mejorar lo que no te gusta.

Conocerte implica poder mirarte sin juicio, aceptando tus limitaciones, tus sombras. En este sentido, el trabajo personal es fundamental.

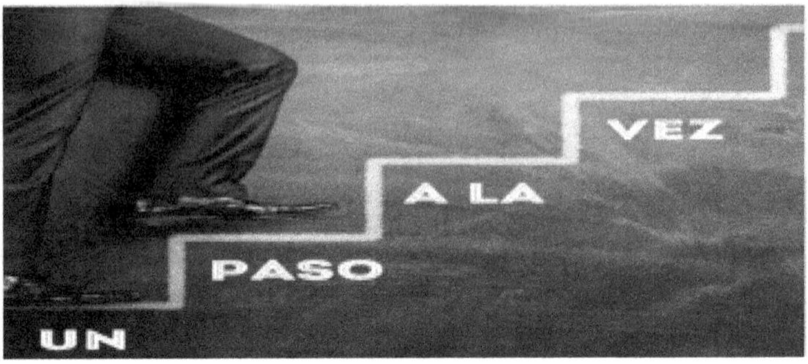

CAPITULO 7

UN PASO A LA VEZ

En todo paciente, debemos estar pendientes de recuperar la imagen de sí mismo, reconciliándolos con ellos mismos.

Las principales diferencias entre autoestima y autoconcepto

En cierto modo, la autoestima y el autoconcepto son constructos teóricos que nos ayudan a comprender cómo funciona nuestra mente, cómo nos vemos a nosotros mismos y de qué manera

la opinión de los demás influye en la idea que tenemos de nuestra propia identidad. Eso significa que no son "piezas" localizables en un lugar de nuestro cerebro, componentes fáciles de reconocer y de aislar del resto de fenómenos mentales que tienen lugar en nuestra mente, sino que son etiquetas útiles dentro de ese complejísimo mar que es la psique humana.

Sin embargo, eso no significa que no sea importante distinguir entre estos conceptos. De hecho, si los confundimos, corremos el riesgo de no entender muchas cosas; por ejemplo, nos llevaría a creer que verse a uno mismo de cierto modo (con sobrepeso, alto, pálida, etc.) indica que irremediablemente esa imagen de la propia identidad es vista como algo negativo o positivo, solo porque socialmente hay atributos más valorados que otros.

A continuación puedes ver los puntos básicos que sirven para distinguir la autoestima del autoconcepto.

Apelan a tipos de memoria diferentes la autoestima es una respuesta básicamente emocional ante la idea que tenemos de nosotros mismos, lo cual significa que está relacionada con un tipo de memoria implícita: la memoria emocional. Esta clase de memoria está especialmente relacionada con dos partes del cerebro:

el hipocampo y la amígdala.

1. Uno es cognitivo, el otro es emocional

El autoconcepto es, básicamente, el conjunto de ideas y creencias que constituyen la imagen mental de lo que somos según nosotros mismos. Por lo tanto, es un entramado de información que puede ser expresada de manera más o menos textual a través de afirmaciones sobre uno mismo:

"soy malhumorado", "soy tímida", "no sirvo para hablar frente a muchas personas", etc.

La autoestima, en cambio, es el componente emocional que está vinculado al autoconcepto, y por lo tanto no puede ser diseccionada en palabras, porque es algo totalmente subjetivo.

2. Uno se puede plasmar en palabras, el otro no

Esta diferencia entre autoestima y autoconcepto se deriva de la anterior. Nuestro autoconcepto (o, mejor dicho, parte de este) puede ser comunicado a terceras personas, mientras que no ocurre lo mismo con la autoestima.

Cuando hablamos sobre aquellas cosas de nosotros mismos que nos hacen sentir mal (sean más o menos reales y exactas o no), en realidad estamos hablando acerca de nuestro autoconcepto, porque la autoestima no se puede reducir a palabras. Sin embargo, nuestro interlocutor reunirá esa información que le damos acerca del autoconcepto y a partir de ahí imaginará la autoestima que está asociada a este. Sin embargo, esta tarea consistirá en recrear de manera activa la autoestima de la otra persona, no en reconocerla en la información verbal que llegue.

El autoconcepto, sin embargo, está asociado a un tipo de memoria diferente: la declarativa, que está más relacionado con el hipocampo y las zonas de corteza asociativa que se reparten por la corteza cerebral. Está conformado con una serie de conceptos que hemos aprendido a asociar con la idea de "yo", y que puede contener todo tipo de conceptos: desde la alegría o la agresividad hasta el nombre de ciertos filósofos o la idea de ciertos animales que identificamos con nosotros.

Eso sí, ciertos conceptos estarán más relacionados con el núcleo de nuestro autoconcepto, mientras que otros formarán parte de la periferia de este.

4. Una tiene un componente moral, el otro no La autoestima es la manera en la que nos juzgamos a nosotros mismos, y por lo tanto depende de la semejanza que percibamos entre nuestro autoconcepto y la imagen que hemos creado del "yo ideal".

Por lo tanto, mientras que el autoconcepto está al margen de juicios de valor, la autoestima está fundamentada en el juicio de valor fundamental acerca de lo que vale uno mismo: depende de hasta qué punto creemos estar cerca de "lo bueno", y por lo tanto nos traza un camino que nos indicará si nos estamos acercando o alejando de lo que deberíamos ser.

5. Una es más fácil de cambiar que la otra

Al formar parte de la memoria emocional, la autoestima puede ser muy difícil de cambiar, ya que no obedece a los criterios de la lógica, del mismo modo en el que las fobias, que también dependen de la memoria emocional, nos hacen tenerle miedo a estímulos y situaciones que en base a la razón no deberían darnos miedo.

El autoconcepto, si bien está relacionado con la autoestima y por lo tanto sus cambios se corresponden en parte con los de esta, es algo más fácil de cambiar, porque puede ser modificado directamente mediante la reestructuración cognitiva: si nos paramos a pensar sobre el modo en el que nos vemos a nosotros mismos es muy fácil que detectemos inconsistencias y partes que fallan, y que las reemplacemos por creencias e ideas más viables a la hora de explicar quiénes somos.

Por ejemplo, si creemos que somos marcadamente tímidos pero luego nos damos cuenta que en ocasiones pasadas hemos llegado a mostrarnos muy seguros y confiados al dar charlas frente a muchas personas en una exposición sobre un tema que nos apasiona, es fácil que pasemos a pensar que nuestra timidez es algo más moderada y circunstancial. Sin embargo, esto no tiene por qué traducirse en una mejora de la autoestima, o al menos no de manera inmediata.

Puede ser que en futuras ocasiones recordemos que no somos tan tímidos después de todo y que, por lo tanto, no nos comportemos con tanta timidez, lo cual haría que los demás den más importancia a nuestra presencia y, ahí sí, nuestra autoestima podría mejorar, al ver cambios verdaderos en el mundo real que nos dicen el valor que podemos llegar a tener.

Una frontera muy difuminada

Aunque existan diferencias entre el autoconcepto y la autoestima, hay que tener claro que ambos son constructos teóricos de la psicología, que ayudan a entender cómo pensamos y cómo actuamos, pero que no describen elementos de la realidad claramente diferenciables.

En realidad, ambos ocurren conjuntamente; como prácticamente todos los procesos mentales y fenómenos subjetivos que experimentamos, son el resultado de un sistema en bucle de partes del cerebro que funcionan a una increíble velocidad y que están interactuando constantemente con nuestro entorno coordinándose entre sí. Eso significa que, por lo menos en los seres humanos, no puede existir autoconcepto sin autoestima, y viceversa.

Primer paso

Sea selectivo con sus pensamientos

'Valgo la pena', 'me acepto por lo que soy y no por la aprobación que los demás tengan de mí', 'ya no juzgo o culpo a nadie por lo que me sucede'. Reconozca qué pensamientos dentro de usted se formula y la hacen sentir menos. Cuando los tenga identificados deséchelos. No es que lo vaya a lograr de la noche a la mañana, pero con paciencia lo logrará.

Segundo paso A hacer ejercicio

El ejercicio es la mejor alternativa para mejorar su percepción de sí mismo. Cuide su cuerpo, recuerde que la salud atrae la salud, le da vitalidad, activa la hormona de la felicidad y lo aleja de la depresión. No piense en quedarse en su cama acostado. Póngase sus tenis y salga a caminar y a apreciar la belleza de la naturaleza. Cambie esa mirada.

Tercer paso

Celebre todos los días sus éxitos, empiece por establecer una hora del día en el que cuente con todo el tiempo para usted y la tranquilidad que necesita. Evalúe qué logros obtuvo y celébrelos. Regálese un halago, un estímulo. Mentalmente puede hacerlo si no es capaz. Dígase 'qué bien lo hice, soy una pila, soy un duro en los negocios'. Si es capaz, salte de la felicidad.

Vamos que vamos

Cuarto paso

Lo más importante es que sea capaz de desechar las críticas hacia los demás, bloquear esa necesidad de hablar del otro y ante todo, hacer que los comentarios de los demás no se asuman como personales. Escuche críticas constructivas y no se deje afectar por críticas destructivas. Dígale adiós a ese tipo de comentarios que puedan afectar su ánimo. No les dé la importancia que no necesitan.

Quinto paso

Recupere su sentido del humor y rodéese de personas que lo contagien de risa. Esas personas oscuras, que viven quejándose todo el tiempo no le convienen. Si le cuesta sonreír, inténtelo. Ensaye frente a un espejo cómo reír. Aunque le parezca absurdo, ver su sonrisa frente a frente, le ayudará a memorizarla y a familiarizarse con ella.

Sexto paso

Refuerce la seguridad en sí mismo.

Si no se siente a gusto con esa imagen que ve de sí mismo frente al espejo, renuévela. Empiece esta semana por cambiar su closet, desechar todas esas prendas de vestir que no le favorecen o la hacen ver lúgubre. Pase a revisar su tocador, ¿desde hace cuánto no se aplica una crema en su rostro, una mascarilla? Cambie de look, hágase un peinado diferente, tome la decisión de cambiar a partir de hoy.

Séptimo paso

Invierta en su bienestar

Pregúntese, ¿desde hace cuánto no invierte en usted? ¿Desde hace cuánto no compra una blusa, un accesorio, un labial para usted? ¿Se está preocupando por los demás, pero alguien se está preocupando por usted? Tome las riendas de su vida y decida salir de ese rincón en el que se encuentra. Invierta en su bienestar.

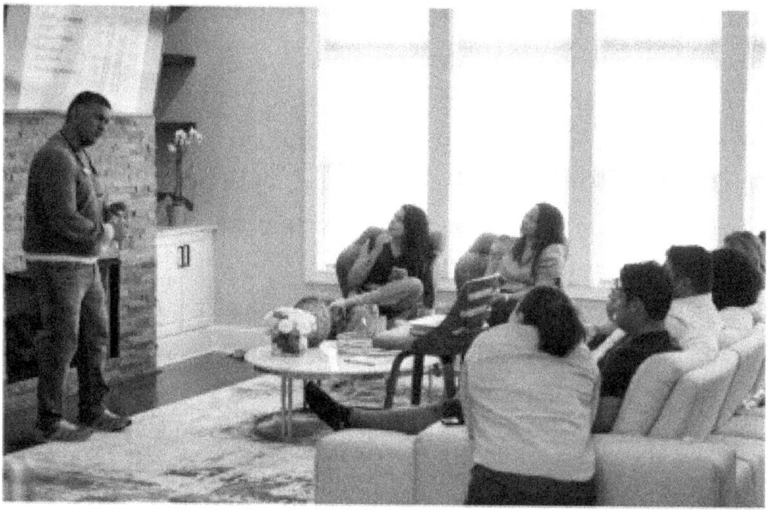

CAPITULO 8
POR QUE NO HOY?

Octavo paso

Crea en sus capacidades

Siéntese por un momento a evaluar su hoja de vida, todo lo que sabe, los conocimientos que tiene, las habilidades, manualidades. Descubra sus talentos sin esperar a que todos a su alrededor se los enumeren. Cuando ya les haya dado el valor que les corresponde, sea capaz de lanzarse a nuevos proyectos, tenga claro cuánto cuesta su día de trabajo, su hora laboral. No tenga miedo en expresar cuánto merece ganar. Tampoco tenga miedo de asumir nuevos retos. Recuerde que aunque no se las sepa todas, usted puede aprender si tiene impulso. Además, no olvide que 'quien no se equivoca es porque nada hace'.

Noveno paso Suelte cadenas

Sea capaz de desechar de su vida todo aquello que le robe la calma, la haga sentir menos. Tanto personas como relaciones, estilos de vida. Con la mano en el corazón busque la armonía en todo lo que hace. Acabe con la dependencia por alguien.

Décimo paso Busque ayuda

Si a pesar de los anteriores consejos usted siente que no ha podido, es importante que busque la ayuda de un profesional. No tenga miedo de visitar un psicólogo o un psiquiatra. Al igual que los demás médicos, estos profesionales le entregarán pautas a su favor.

"Cuando miras el reloj, ya es la hora de cenar...

Cuando te das cuenta ya llegó el fin de semana...

Cuando miras el almanaque se terminó el mes...

y sin darte cuenta un nuevo año está a pocos días...

Cuando somos niños miramos a nuestros abuelos y decimos: cuanto me falta para llegar a su edad... pero cuando llegas y miras para atrás, te preguntas:¿Como puede ser que los años hayan pasado tan rápido...?

Sin darte cuenta los años pasan y casi siempre dejamos para mañana las cosas que verdaderamente son importantes en la vida... disfrutar de los hijos, la familia y los amigos... seguir la pasión o conquistar un sueño.

Si pudiéramos erradicar de nuestro lenguaje la palabra "Después"..."más tarde"... o "más adelante".. y reemplazarla por: "ahora"... "hoy"...

Después te llamo.

Más tarde lo hago.

Después lo digo.

Más adelante cambio.

Dejamos todo para "después", como si el "después" fuese la mejor opción...

Y no nos damos cuenta que....

Después, el café se enfría.

Después, la prioridad cambia.

Después, el encanto se pierde.

Después, lo temprano se convierte en tarde.

Después, las relaciones se enfrían.

Después, las cosas cambian.

Después, los hijos crecen.

Después, los seres queridos se van.

Después, la gente envejece.

Después, el día es noche.

Después, la vida se acaba.

No dejes nada para "después", porque en la espera del "después", puedes perder los mejores momentos, las mejores experiencias, los mejores amigos, los mayores amores. El "después" te hace llegar tarde, por eso el momento es "hoy"..."

DISFRUTA DEL HOY

Pequeñas cosas que nos ofrece la vida; busquemos el tiempo y el espacio para leer ese libro que nos gusta, para caminar por la naturaleza, observar un atardecer, sentarnos a planificar ese viaje, ese proyecto postergado o ese sueño por cumplir.

Sintámonos afortunados de respirar, de escuchar el latido de nuestro corazón, de vivir el día de hoy y de compartirlo con las personas que amamos.

EL RELOJ DE ARENA

La vida pasa...vuelan los días, los meses, los años. El reloj de arena deja caer cada grano en forma implacable, sin pausa, sin excusas, sin interrupciones. Y lo que cayó ya no vuelve.

Cada grano de arena es una fortuna, puede ser una oportunidad que se va, un abrazo que no se dio, un momento maravilloso que se dejó de vivir... un sueño abandonado, algo no aprendido, una pregunta que quedó sin resolver...

¿Cuánta arena queda por caer?.. Nadie lo sabe.

Y cuando caiga el último grano en tu vida... ¿Qué quedará hecho, escrito, dicho...? .. ¿Qué te llevarás?

Por eso, vive el hoy, no dejes cosas sin hacer, sueños por cumplir, abrazos por dar, palabras por decir, lugares por visitar. La vida es un soplo. El tiempo no se detiene.

Haz una lista de todo aquello "pendiente" en tu vida y que quisieras concretar en este año. Ama, vive, expresa, entrega, comparte, demuestra, aprende, enseña, acepta, trabaja, disfruta, viaja, haz el bien, entrega lo mejor, permítete ir por donde tu corazón te quiera llevar, sé vos mismo y deja ser... Y si caes, toma fuerzas para levantarte y seguir adelante. No te quedes en la queja que paraliza o en el lamento improductivo, y si hay algo por cambiar, inténtalo, no caigas en la duda, no te detengas, no dejes nada para "después".

Y así, cuando caiga el último grano de nuestro propio reloj de arena, cerraremos los ojos con la satisfacción de haber tenido una vida plena y feliz, de haber disfrutado cada instante, de haber amado intensamente, de haber intentado todo lo posible, de haber alcanzado y entregado la mejor versión de uno mismo. Así... nos iremos de este mundo orgullosos de decir: "misión cumplida".

Esta interesante leyenda nos despierta del letargo y nos invita a tomar conciencia sobre la riqueza de nuestra vida, de lo valioso de cada segundo, de cada momento que nos ofrece. Habitualmente el ritmo diario en el que vivimos, tan acelerado y siempre en apuros, nos impide saborear el instante presente, y así pasan desapercibidos momentos bellos e instantes mágicos que harían de nuestra vida más agradable y plena.

El aferrarnos con nostalgia al pasado o el vivir obsesionados, ansiosos y preocupados por el futuro que aún no llega, nos bloquea el instante presente, que lo único real que tenemos a nuestro alcance y donde asentar las bases tanto para sanar el pasado como para proyectarnos con confianza al futuro, que será, tal cual lo construyamos hoy.

Estamos arrancando un nuevo año, llenos de esperanza, fuerza y entusiasmo. Hagamos algo diferente, animémonos al cambio, eliminemos el letargo, la postergación y la palabra "después". Y a lo largo del día, permitámonos un respiro, tomar un mate, un té, un café, un vino o una cerveza, solos o en compañía de alguien querido y démonos permiso para disfrutar de ese instante, de las

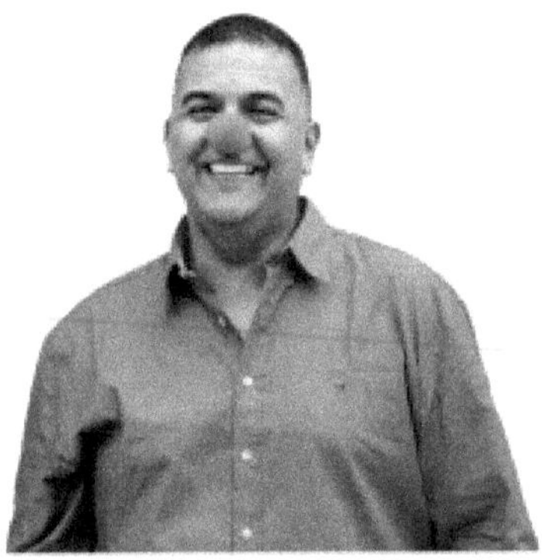

RELAJATE CERO STRESS

LAS MOLECULAS DE LA EMOCION Y SU IMPACTO EN LA RECUPERACION DE PACIENTES

Manual para el Abordaje Terapéutico de las Emociones en

Pacientes con Patologías Psicosomáticas

Dr. Danilo Barco

NOS ESTA MATANDO EL ESTRÉS...!

Editado y Publicado por:
Clínica del Estrés Editores, Colombia

www.ingramcontent.com/pod-product-compliance
Lightning Source LLC
LaVergne TN
LVHW050947051026
849532LV00005B/1742
* 9 7 9 8 2 3 0 1 9 3 8 1 4 *